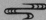

中药现代化研究系列

健儿消食口服液
核心关键技术研究

苏薇薇　陈婷婷　王永刚　彭　维　郑玉莹　姚宏亮　著

中山大学出版社
SUN YAT-SEN UNIVERSITY PRESS

·广州·

图书在版编目（CIP）数据

健儿消食口服液核心关键技术研究/苏薇薇，陈婷婷，王永刚，彭维，郑玉莹，姚宏亮著. —广州：中山大学出版社，2021.3

（中药现代化研究系列）

ISBN 978 - 7 - 306 - 07154 - 5

Ⅰ．①健…　Ⅱ．①苏…　②陈…　③王…　④彭…　⑤郑…　⑥姚…　Ⅲ．①消导化积剂—研究　Ⅳ．①R.286

中国版本图书馆 CIP 数据核字（2021）第 038494 号

出 版 人：王天琪
策划编辑：曾育林
责任编辑：曾育林
封面设计：刘　犇
责任校对：袁双艳
责任技编：何雅涛
出版发行：中山大学出版社
电　　话：编辑部 020 - 84110283，84113349，84111997，84110779，84110776
　　　　　发行部 020 - 84111998，84111981，84111160
地　　址：广州市新港西路 135 号
邮　　编：510275　传　　真：020 - 84036565
网　　址：http://www.zsup.com.cn　E-mail：zdcbs@ mail.sysu.edu.cn
印 刷 者：广州市友盛彩印有限公司
规　　格：787mm×1092mm　1/16　13.875 印张　345 千字
版次印次：2021 年 3 月第 1 版　2021 年 3 月第 1 次印刷
定　　价：68.00 元

内 容 提 要

本书呈现在大家面前的,是中山大学苏薇薇教授团队的原创性研究成果。本书对健儿消食口服液的核心关键技术进行了研究。包括:①采用高分辨 UFLC-Triple TOF-MS/MS 技术对健儿消食口服液进行全成分分析,从中鉴定出 133 个化合物。在此基础上,采用线性内标法对其中 53 个代表性成分进行了定量分析,并对其余成分进行了相对含量测定。②采用网络药理学方法,构建了健儿消食口服液药材 – 成分 – 靶点网络以及健儿消食口服液药材 – 成分 – 靶点 – 疾病(消化系统疾病、厌食相关疾病和虚证)网络;对潜在靶点进行 KEGG 聚类以及 Go 基因功能富集分析,结果表明健儿消食口服液的药效作用主要集中于神经、内分泌、免疫等功能系统,影响物质跨膜转运、钙离子信号通路、神经递质传递通路等;并找到了 4 个与健儿消食口服液功能主治密切相关的靶点。③构建了大鼠脾虚模型,研究了健儿消食口服液对脾虚大鼠基本体征、精神食欲、消化吸收、胃肠激素、肠道菌群等的干预作用。结果显示:健儿消食口服液可改善脾虚大鼠基本体征和精神状态,调节食欲相关神经肽进而增加进食,干预胃肠激素进而改善消化,促进吸收进而提升机体营养水平、增加体重,并能调节肠道菌群结构。本书为健儿消食口服液的临床推广应用提供了实验依据。

《健儿消食口服液核心关键技术研究》 著者

苏薇薇　陈婷婷　王永刚　彭　维　郑玉莹　姚宏亮

目　　录

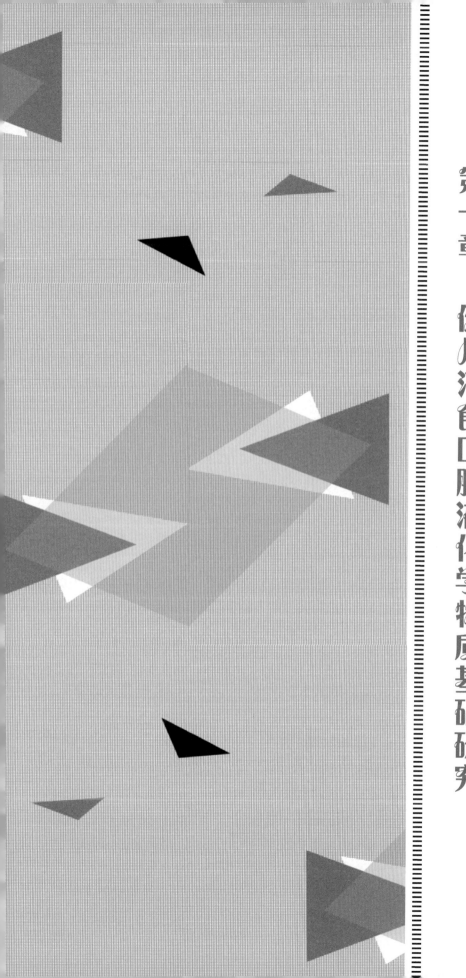

第一章　健儿消食口服液化学物质基础研究

第一节　基于 UFLC-Triple TOF-MS/MS 技术的全成分分析

本节采用先进的 UFLC-Triple TOF-MS/MS 技术，对健儿消食口服液全化学成分进行在线分离、鉴定，阐明了其化学物质基础。

【实验材料】

（一）仪器

十万分之一电子分析天平（MS205DU，瑞士 Mettler Toledo 公司）；数控超声波清洗器（KQ500 DE，昆山超声仪器有限公司）；超纯水器（Simplictity 185 personal，美国 Millipore 公司）；台式离心机（品牌：Eppendorf；型号：R404A；Serial No.：5428ZG907102）；精密移液器（德国 Eppendorf 公司）；超高效液相色谱仪（LC-20AD-XR 二元泵，SIL-20AD-XR 自动进样器，CTO-20A 柱温箱，日本岛津公司）；三重四极杆–飞行时间质谱仪（Triple Q-TOF 5600⁺美国 AB SCIEX 公司）；超纯水处理系统（美国，Millipore 公司）。

（二）对照品

对照品详细信息如表 1－1 所示。

表 1－1　实验所用对照品

对照品名称	批号	供货来源	母液浓度（mg/mL）
黄芩苷	715-200111	中国食品药品检定研究院	0.965
枸橼酸	111679-201602	中国食品药品检定研究院	1.245
黄芩素	111595-200301	中国食品药品检定研究院	0.855
汉黄芩苷	DST190709-026	中山市成诺生物科技有限公司	1.065
柚皮苷	110722-201714	中国食品药品检定研究院	0.768
橙皮苷	110721-201818	中国食品药品检定研究院	0.917
汉黄芩素	H-029-180524	中山市成诺生物科技有限公司	0.966
野黄芩苷	110842-200403	中国食品药品检定研究院	0.881

续上表

对照品名称	批号	供货来源	母液浓度（mg/mL）
芥子碱	DST190603-072	中山市成诺生物科技有限公司	1.146
黄芪皂苷Ⅰ	JOT-10406-18050403	中山市成诺生物科技有限公司	0.827
黄芪皂苷Ⅱ	JOT-10405-18042406	中山市成诺生物科技有限公司	0.894
毛蕊异黄酮苷	111920-201606	中国食品药品检定研究院	0.922
毛蕊异黄酮	DST181108-012	中山市成诺生物科技有限公司	0.960
野黄芩素	DST190907-030	中山市成诺生物科技有限公司	1.026
黄芪甲苷	0781-200311	中国食品药品检定研究院	0.884
甜菜碱	110894-200503	中国食品药品检定研究院	1.091
芒柄花素	C-018-181216	中山市成诺生物科技有限公司	1.016
野漆树苷	111919-201804	中国食品药品检定研究院	1.108
芒柄花素苷	DST190114-044	中山市成诺生物科技有限公司	0.954
川陈皮素	J-022-181216	中山市成诺生物科技有限公司	0.892
绿原酸	110753-202018	中国食品药品检定研究院	0.982
白术内酯Ⅰ	111975-201501	中国食品药品检定研究院	0.831
白术内酯Ⅲ	111978-201501	中国食品药品检定研究院	0.835
白杨素	111701-200501	中国食品药品检定研究院	0.863
芦丁	100080-200707	中国食品药品检定研究院	0.920
析圣草枸橼苷	X-080-180420	中山市成诺生物科技有限公司	1.002
桔皮素	C-015-180306	中山市成诺生物科技有限公司	0.891
异鼠李素-3-O-新橙皮苷	111571-201806	中国食品药品检定研究院	0.883
柠檬苦素	110800-201406	中国食品药品检定研究院	1.149
山奈酚	110861-201310	中国食品药品检定研究院	0.839
芥子酸	J-050-180803	中山市成诺生物科技有限公司	1.040
白术内酯Ⅱ	111976-201501	中国食品药品检定研究院	0.852
甲基麦冬高异黄烷酮A	DST190426-022	中山市成诺生物科技有限公司	0.954
山梨酸	190126-201501	中国食品药品检定研究院	1.025
5-羟甲基糠醛	111626-201912	中国食品药品检定研究院	1.355
白杨素 6-C-阿拉伯糖 8-C-葡萄糖苷	CFN92285-190322	中山市成诺生物科技有限公司	0.612
白杨素 6-C-葡萄糖 8-C-阿拉伯糖苷	CFN92284-190321	中山市成诺生物科技有限公司	0.592

续上表

对照品名称	批号	供货来源	母液浓度（mg/mL）
千层纸素 A-7-O-β-D-葡萄糖醛酸苷	JOT-0641-18040202	中山市成诺生物科技有限公司	1.010
去甲汉黄芩素苷	CFN92280-190305	中山市成诺生物科技有限公司	0.508
咖啡酸	110885-201703	中国食品药品检定研究院	1.436
香草醛	100491-201902	中国食品药品检定研究院	1.113
原儿茶酸	110809-201906	中国食品药品检定研究院	1.128
阿魏酸	110773-201915	中国食品药品检定研究院	1.022
奎尼酸	CFN99930-191121	中山市成诺生物科技有限公司	1.002
L-苹果酸	191123-038	中山市成诺生物科技有限公司	1.275
对香豆酸	PRF-1566-191229	中山市成诺生物科技有限公司	0.945
壬二酸	DST200825-088	中山市成诺生物科技有限公司	1.031
尿苷	110887-201803	中国食品药品检定研究院	1.169
鸟苷	111977-201501	中国食品药品检定研究院	1.101
精氨酸	DST200901-079	中山市成诺生物科技有限公司	1.193
天冬氨酸	190806-121	中山市成诺生物科技有限公司	1.010
腺苷	191010-047	中山市成诺生物科技有限公司	0.987
苯丙氨酸	200729-136	中山市成诺生物科技有限公司	1.042
氘代柚皮苷	AC-043-082 A1	广州现代中药质量研究开发中心	0.994

（三）试剂

甲醇（分析纯，广州化学试剂厂，批号：2019010128）；甲醇（色谱纯，Honeywell 公司，Lot No：SCCG2H）；甲酸（色谱纯，广州飞恩新材料科技有限公司，Lot No：2017011811A）。

（四）供试品

健儿消食口服液（规格：10 mL×10 支/盒，生产批号：6117110103，广东利泰制药股份有限公司）；黄芪（批号：182118，安徽旭松）；炒白术（批号：181002，安徽旭松）；陈皮（批号：181225，安徽旭松）；麦冬（190112，安徽旭松）；黄芩（181214，安徽旭松）；炒山楂（批号：181227，安徽旭松）；炒莱菔子（批号：190306，安徽旭松）；辅料炼蜜；以上材料均由广东利泰制药股份有限公司提供。

【实验部分】

（一）对照品溶液的制备

分别取对照品黄芩苷、枸橼酸、黄芩素、汉黄芩苷、柚皮苷、橙皮苷、汉黄芩素、野黄芩苷、芥子碱、黄芪皂苷Ⅰ、黄芪皂苷Ⅱ、毛蕊异黄酮苷、毛蕊异黄酮、野黄芩素、黄芪甲苷、甜菜碱、芒柄花素、野漆树苷、芒柄花苷、川陈皮素、绿原酸、白术内酯Ⅰ、白术内酯Ⅲ、白杨素、芦丁、析圣草枸橼苷、桔皮素、异鼠李素-3-O-新橙皮苷、柠檬苦素、山奈酚、芥子酸、白术内酯Ⅱ、甲基麦冬高异黄烷酮A、山梨酸、5-羟甲基糠醛、白杨素 6-C-阿拉伯糖 8-C-葡萄糖苷、白杨素 6-C-葡萄糖 8-C-阿拉伯糖苷、千层纸素 A-7-O-β-D-葡萄糖醛酸苷、去甲汉黄芩素苷、咖啡酸、香草醛、原儿茶酸、阿魏酸、奎尼酸、L-苹果酸、对香豆酸、壬二酸、尿苷、鸟苷、精氨酸、天冬氨酸、腺苷、苯丙氨酸和氘代柚皮苷适量，精密称定，各加甲醇制成母液备用。各对照品母液浓度详如表 1-1 所示。

（二）单味药材煎煮液的制备

按处方比例，分别精密称定黄芪 33.41 g、炒白术 16.75 g、陈皮 16.77 g、炒山楂 16.75 g、炒莱菔子 16.72 g、黄芩 16.73 g、麦冬 33.38 g，以上七味，各自加水煎煮二次，每次 2 h，过滤，合并滤液并浓缩至相对密度为 1.01~1.05，冷藏 48 h，过滤，加水至 500 mL，搅匀，静置 48 h，取上清液，过滤，即得。

（三）炼蜜水溶液的制备

取炼蜜约 3.0 g，精密称定，置 10 mL 量瓶中，加水定容至刻度，摇匀，即得。

（四）供试品溶液的制备

分别精密量取健儿消食口服液、各单味药材煎煮液、炼蜜水溶液 2 mL，分别置 50 mL 量瓶中，加水 15 mL，摇匀，再加甲醇 25 mL，摇匀，超声处理（功率 250 W，频率 50 kHz）5 min，放冷，加甲醇稀释至刻度，摇匀，离心（转速为 3000 r/min）10 min，取上清液，经 0.22 μm 滤膜过滤，取续滤液进样，进样体积为 10 μL。

（五）检测条件

1. 液相色谱条件

色谱柱：Phenomenex kinetex C$_{18}$（3.0 mm×150 mm，2.6 μm）。柱温：40 ℃；流动相：甲醇（A）和 0.1% 甲酸水（B）；洗脱梯度：0~30 min，5~100% A；

流速：0.3 mL/min；进样量：10 μL。

2. 质谱条件

ESI 电喷雾源参数：ion spray voltage 1500 V；ion source gas 150 psi；ion source gas 260 psi；temperature 550 ℃；curtain gas 15 psi；collision gas pressure 8 psi；entrance potential 10 V。分别采用正、负离子模式进行检测。

【实验结果】

在正负模式下，通过对照品对照、准确分子量比对和裂解碎片分析，共确证和指认了 133 个化合物，包括 78 种黄酮类、21 种有机酸及其衍生物、6 种皂苷类、3 种生物碱、3 种倍半萜类、2 种香豆素类、2 种四环三萜类、3 种醛类、8 种氨基酸类、5 种核苷类以及 2 个其他类成分；其中有 53 个成分经对照品确证。健儿消食口服液总离子流图如图 1-1 所示，健儿消食口服液化学成分如表 1-2 所示。

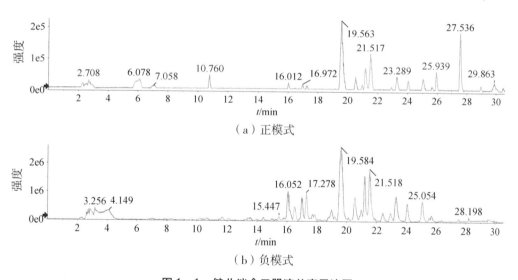

（a）正模式

（b）负模式

图 1-1 健儿消食口服液总离子流图

表1-2　健儿消食口服液化学成分

序号	保留时间/min	分子式	$[M+H]^+$/(Error,10^{-6})	$[M-H]^-$/(Error,10^{-6})	正模式下二级碎片	负模式下二级碎片	化合物	英文名称	药材归属
1	2.48	$C_6H_{14}N_4O_2$	175.1182 (-0.7)		175.1182, 158.0921$[M+H-NH_3]^+$, 130.0976$[M+H-NH_3-CO]^+$, 116.0712$[M+H-CH_5N_3]^+$, 70.0677$[M+H-CH_5N_3-HCOOH]^+$, 60.0592		精氨酸[a,c]	arginine	AR/BR/CRP/RS/SR/OR
2	2.60	$C_4H_8N_2O_3$	133.0605 (-2.1)		133.0607, 116.0340$[M+H-NH_3]^+$, 87.0566$[M+H-HCOOH]^+$, 74.0261$[M+H-C_2H_5NO]^+$, 70.0312$[M+H-NH_3-HCOOH]^+$		天冬氨酸[a,b]	asparagine	AR/BR/CRP/RS/OR
3	2.62	$C_4H_9NO_3$	120.0653 (0)		120.0652, 74.0594$[M+H-HCOOH]^+$, 56.0489$[M+H-HCOOH-H_2O]^+$		苏氨酸[b]	threonine	AR/OR
4	2.75	$C_5H_9NO_2$	116.0705 (-0.4)		116.0715, 70.0677$[M+H-HCOOH]^+$		脯氨酸[c]	proline	AR/BR/CRP/SR/OR

续上表

序号	保留时间/min	分子式	[M+H]+/(Error,10^{-6})	[M-H]-/(Error,10^{-6})	正模式下二级碎片	负模式下二级碎片	化合物	英文名称	药材归属
5	2.85	$C_7H_{12}O_6$		191.0572 (5.5)		191.0554, 173.0450[M-H-H_2O]^-, 127.0402[M-H-H_2O-HCOOH]^-, 93.0361, 85.0314	奎尼酸[a, b]	quinic acid	CRP/CF
6	2.91	$C_5H_{12}NO_2^+$	118.0866 (-4.2)		118.0861, 72.0829[M+H-HCOOH]^+, 70.0666[M+H-2CH_3-H_2O]^+, 59.0766[M+H-C_3H_9N]^+, 58.0685[M+H-CH_3COOH]^+, 55.0579		甜菜碱[a]	betaine	AR/BR/RS/SR/OR
7	3.37	$C_4H_6O_5$		133.0162 (13.2)		133.0141, 115.0044[M-H-H_2O]^-, 71.0174[M-H-H_2O-CO_2]^-	L-苹果酸[a, b]	L-Malic acid	AR/BR/CRP/CF/RS/SR/OR
8	3.86	$C_9H_{11}NO_3$	182.0806 (-3.0)		182.0827, 165.0522[M+H-NH_3]^+, 136.0751[M+H-HCOOH]^+, 119.0484[M+H-NH_3-HCOOH]^+, 91.0564		酪氨酸[b]	tyrosine	AR/BR/CRP/RS/SR/OR

续上表

序号	保留时间/min	分子式	[M+H]$^+$(Error,10^{-6})	[M-H]$^-$(Error,10^{-6})	正模式下二级碎片	负模式下二级碎片	化合物	英文名称	药材归属
9	3.98	$C_9H_{12}N_2O_6$		243.0624 (0.5)		243.0174, 200.0551[M-H-CONH]$^-$, 110.0276[M-H-C$_5$H$_9$O$_4$]$^-$, 61.9944	尿嘧啶核苷^a	uridine	AR/BR/CRP/CF/RS/SR/OR/RH
10	4.07	$C_6H_8O_7$	193.0338 (-2.5)	191.0211 (7.4)	175.0205[M+H-H$_2$O]$^+$, 157.0121[M+H-2H$_2$O]$^+$, 139.0021[M+H-3H$_2$O]$^+$, 129.0179[M+H-2H$_2$O-CO]$^+$, 111.0078[M+H-3H$_2$O-CO]$^+$, 68.9990[M+H-2H$_2$O-CO$_2$]$^+$, 55.0195[M+H-3H$_2$O-3CO]$^+$	191.0195, 173.0092[M-H-H$_2$O]$^-$, 129.0197[M-H-H$_2$O-CO$_2$]$^-$, 111.0090[M-H-2H$_2$O-CO$_2$]$^-$, 85.0316[M-H-H$_2$O-2CO$_2$]$^-$, 67.0230[M-H-2H$_2$O-2CO$_2$]$^-$	枸橼酸^a	citric acid	AR/CF/SR
11	4.14	$C_5H_7NO_3$	130.0499 (0.1)		130.0492, 84.0439[M+H-HCOOH]$^+$, 56.0488[M+H-HCOOH-CO]$^+$		焦谷氨酸^b	pyroglutamic acid	AR/BR/SR/OR
12	4.66	$C_{10}H_{13}N_5O_4$	268.1024 (-3.8)		268.1037, 136.0612[M+H-C$_5$H$_8$O$_4$]$^+$		腺嘌呤核苷^a	adenosine	AR/CRP/CF/RS/SR/OR/RH
13	5.00	$C_6H_{13}NO_2$	132.1018 (-0.7)		132.1030, 86.0980[M+H-HCOOH]$^+$, 69.0728[M+H-HCOOH-NH$_3$]$^+$		亮氨酸^{b,c}	leucine	AR/BR/CRP/RS/SR/OR

续上表

序号	保留时间/min	分子式	$[M+H]^+$/(Error,10^{-6})	$[M-H]^-$/(Error,10^{-6})	正模式下二级碎片	负模式下二级碎片	化合物	英文名称	药材归属
14	5.17	$C_9H_{13}N_2O_9P$		323.0287 (0.5)		323.0293, 211.0011$[M-H-C_4H_4N_2O_2]^-$, 111.0197$[M-H-C_5H_9O_7P]^-$, 78.9615	尿嘧啶核苷酸[b]	uridine-5'-monophosphate	AR
15	5.53	$C_{10}H_{14}N_5O_8P$		362.0504 (-0.9)		362.0539, 211.0012$[M-H-C_5H_5N_5O]^-$, 150.0413$[M-H-C_5H_9O_7P]^-$, 78.9611, 282.0877	鸟嘌呤核苷酸[b]	guanosine-5'-monophosphate	AR
16	5.87	$C_{10}H_{13}N_5O_5$		282.0842 (-0.8)	144.0469	178.0989$[M-H-C_4H_8O_3]^-$, 150.0415$[M-H-C_5H_8O_4]^-$, 133.0145$[M-H-C_5H_3N_5O]^-$	鸟嘌呤核苷[a, b]	guanosine	AR/BR/CRP/RS/SR/OR
17	6.00	C_6H_9NOS	144.0475 (-1)		104.0298$[M+H-C_2H_2N]^+$, 89.0065$[M+H-C_2H_2N-CH_3]^+$, 87.0276$[M+H-C_2H_2N-OH]^+$		5-甲亚砜基戊-4-烯腈	5-(methylsulfinyl)-4-pentenenitrile	RS
18	7.01	$C_9H_{11}NO_2$	166.0861 (-1)		166.0859, 120.0811$[M+H-HCOOH]^+$, 103.0551$[M+H-HCOOH-NH_3]^+$, 77.0405		苯丙氨酸[a, c]	phenylalanine	AR/BR/CRP/RS/SR/OR/RH

续上表

序号	保留时间/min	分子式	$[M+H]^+$/(Error,10^{-6})	$[M-H]^-$/(Error,10^{-6})	正模式下二级碎片	负模式下二级碎片	化合物	英文名称	药材归属
19	7.06	$C_6H_6O_3$	127.0389 (−0.9)		127.0406, 109.0300$[M+H-H_2O]^+$, 81.0361$[M+H-H_2O-CO]^+$, 53.0436$[M+H-H_2O-2CO]^+$		5-羟甲基糠醛[a]	5-hydroxymethylfurfural	BR/CF/RH
20	8.27	$C_9H_6O_5$	195.0276 (−2.2)		195.0302, 177.0166$[M+H-H_2O]^+$, 151.0381$[M+H-CO_2]^+$, 133.0282$[M+H-H_2O-CO_2]^+$, 105.0346$[M+H-H_2O-CO_2-C_2H_4]^+$, 77.0398$[M+H-H_2O-CO_2-C_4H_8]^+$		3,4,6-三羟基香豆素	3,4,6-trihydroxy-coumarin	CF
21	9.09	$C_7H_6O_4$		153.0207 (9.1)		153.0183, 109.0310$[M-H-CO_2]^-$, 108.0228$[M-H-COOH]^-$, 91.0198$[M-H-CO_2-H_2O]^-$	原儿茶酸[a,b]	protocatechuic acid	CF/RS
22	9.54	$C_{16}H_{18}O_9$		353.0881 (0.9)		353.0865, 191.0559$[M-H-C_9H_6O_3]^-$, 179.0346$[M-H-C_7H_{10}O_5]^-$, 135.0449$[M-H-C_7H_{10}O_5-CO_2]^-$	新绿原酸[b]	neochlorogenic acid	CF

续上表

序号	保留时间/min	分子式	[M+H]+/(Error,10^-6)	[M-H]-/(Error,10^-6)	正模式下二级碎片	负模式下二级碎片	化合物	英文名称	药材归属
23	10.40	$C_{15}H_{22}NO_4^+$	280.1536 (-4.6)		280.1535, 221.0802$[M-C_3H_9N]^+$, 206.0566$[M-C_3H_9N-CH_3]^+$, 177.0542$[M-C_3H_9N-CO_2]^+$, 145.0282$[M-C_3H_9N-CO_2-CH_4O]^+$		阿魏酰胆碱	feruloylcholine	RS
24	10.76	$C_{16}H_{34}NO_5^+$	310.1638 (-3.5)		310.1633, 251.0901$[M-C_3H_9N]^+$, 207.0640$[M-C_3H_9N-CO_2]^+$, 175.0380$[M-C_3H_9N-CO_2-CH_4O]^+$, 147.0435$[M-C_6H_{13}NO_2-CH_4O]^+$, 119.0491		芥子碱[a]	sinapine	RS
25	11.52	$C_{23}H_{32}O_{15}$	571.1614 (-3.4)	547.1669 (0.1)	571.1588$[M+Na]^+$, 409.1096$[M+Na-Glc]^+$	547.1704, 341.1108$[M-H-C_{11}H_{10}O_4]^-$, 223.0620$[M-H-C_{12}H_{20}O_{10}]^-$, 205.0504$[M-H-C_{12}H_{20}O_{10}-H_2O]^-$, 190.0265$[M-H-C_{12}H_{22}O_{11}-CH_3-H_2O]^-$	西伯利亚远志糖A1[b]	sibiricose A1	RS

续上表

序号	保留时间/min	分子式	$[M+H]^+$/(Error,10^{-6})	$[M-H]^-$/(Error,10^{-6})	正模式下二级碎片	负模式下二级碎片	化合物	英文名称	药材归属
26	11.92	$C_7H_6O_3$		137.0259 (10.9)		137.0254, 93.0365$[M-H-CO_2]^-$, 65.0439	对羟基苯甲酸[b]	4-hydroxybenzoic acid	AR/CRP/SR/OR/RH
27	12.07	$C_{16}H_{18}O_9$		353.0885 (0.8)		353.0887, 191.0564$[M-H-C_9H_6O_3]^-$, 173.0459$[M-H-C_9H_8O_4]^-$	绿原酸[a, c]	chlorogenic acid	BR/CRP/CF
28	12.14	$C_{11}H_{12}O_6$	241.0686 (−8.7)	239.0575 (4.4)	223.0558, 205.0516$[M+H-H_2O]^+$, 195.0664$[M+H-CO]^+$, 177.0566$[M+H-H_2O-CO]^+$, 161.0573$[M+H-H_2O-CO_2]^+$, 133.0654$[M+H-H_2O-CO_2-CO]^+$, 107.0494,	239.0561, 195.0661$[M-H-CO_2]^-$, 177.0554$[M-H-CO_2-H_2O]^-$, 149.0613$[M-H-CO_2-HCOOH]^-$, 107.0510	红果酸	eucomic acid	CF
29	12.55	$C_{27}H_{30}O_{16}$	611.1580 (−3.7)	609.1471 (0.6)	611.1572, 593.1415$[M+H-H_2O]^+$, 575.1351$[M+H-2H_2O]^+$, 473.1098$[M+H-H_2O-C_4H_8O_4]^+$, 353.0659$[M+H-H_2O-2C_4H_8O_4]^+$	609.1512, 489.1057$[M-H-C_4H_8O_4]^-$, 399.0717$[M-H-C_4H_8O_4-C_3H_6O_3]^-$	木犀草素-6,8-二-C-葡萄糖苷	luteolin-6, 8-di-C-glucoside (lucenin-2)	CRP

续上表

序号	保留时间/min	分子式	[M+H]+/(Error,10^-6)	[M-H]-/(Error,10^-6)	正模式下二级碎片	负模式下二级碎片	化合物	英文名称	药材归属
30	12.90	$C_7H_6O_2$		121.0319 (0.6)		121.0293, 92.0272$[M-H-CHO]^-$	对羟基苯甲醛[b]	4-hydroxybenz-aldehyde	AR/CRP/CF/OR
31	13.03	$C_9H_8O_4$		179.0358 (4.6)		179.0342, 135.0444$[M-H-CO_2]^-$, 134.0380$[M-H-COOH]^-$, 90.9983	咖啡酸[a]	caffeic acid	AR/BR/CRP/OR/RH
32	13.40	$C_{33}H_{42}O_{19}$	743.2374 (-2.6)	741.2265 (1.2)	743.2373, 581.1835$[M+H-Glc]^+$, 435.1267$[M+H-Glc-Rha]^+$, 417.1162$[M+H-2Glc]^+$, 273.0754$[M+H-2Glc-Rha]^+$	741.2349, 579.1755$[M+H-Glc]^-$, 433.1166$[M+H-Glc-Rha]^-$, 271.0624$[M+H-2Glc-Rha]^-$	柚皮苷4'葡萄糖苷	naringin 4'-glu-coside	CRP
33	13.43	$C_{17}H_{22}O_{10}$	387.1265 (-5.3)	385.1142 (0.5)	387.1005, 351.0990$[M+H-2H_2O]^+$, 207.0643$[M+H-H_2O-Glc]^+$, 175.0373$[M+H-H_2O-Glc-CH_4O]^+$	385.0843, 325.0930$[M-H-C_2H_4O_2]^-$, 265.0724$[M-H-C_4H_8O_4]^-$, 223.0612$[M-H-Glc]^-$, 191.0193$[M-H-Glc-CH_4O]^-$, 164.0479	Z-芥子酸酰-β-D-葡萄糖苷	sinapoylhexoside	RS

续上表

序号	保留时间/min	分子式	$[M+H]^+$/ (Error,10^{-6})	$[M-H]^-$/ (Error,10^{-6})	正模式下二级碎片	负模式下二级碎片	化合物	英文名称	药材归属
34	13.45	$C_{23}H_{32}O_{15}$	571.1629 (−0.7)	547.1674 (1)	571.1601$[M+Na]^+$, 409.1087$[M+Na-Glc]^+$	547.1705, 367.0991$[M-H-C_6H_{12}O_6]^-$, 223.0607$[M-H-C_{12}H_{20}O_{10}]^-$, 205.0522$[M-H-C_{12}H_{20}O_{10}-H_2O]^-$, 190.0255$[M-H-C_{12}H_{20}O_{10}-H_2O-CH_3]^-$	西伯利亚远志糖 A6 [b]	sibiricose A6	RS
35	13.52	$C_{27}H_{30}O_{15}$	595.1648 (−1.7)	593.1523 (1.5)	595.1648, 577.1551$[M+H-H_2O]^+$, 559.1417$[M+H-2H_2O]^+$, 457.1127$[M+H-H_2O-C_4H_8O_4]^+$, 427.1006$[M+H-H_2O-C_5H_{10}O_5]^+$, 325.0671$[M+H-C_5H_{10}O_5-C_4H_8O_4]^+$	593.1560, 547.1724$[M-H-CO-H_2O]^-$, 473.1130$[M-H-C_4H_8O_4]^-$, 353.0686$[M-H-2C_4H_8O_4]^-$	维采宁-2(芹菜素-6,8-二-C-葡萄糖苷)	vicenin-2 (apigenin-6, 8-di-C-glucoside)	CRP/SR
36	13.59	$C_{21}H_{20}O_{11}$	449.1066 (−2.4)	447.0931 (−0.3)	449.1042, 287.0539$[M+H-Glc]^+$, 153.0149$[M+H-Glc-C_8H_6O_2]^+$	447.1006, 285.0414$[M-H-Glc]^-$	木犀草素-7-葡萄糖苷(木犀草苷) [b]	luteolin-7-glucoside (cynaroside)	SR

续上表

序号	保留时间/min	分子式	[M+H]$^+$/(Error,10^{-6})	[M-H]$^-$/(Error,10^{-6})	正模式下二级碎片	负模式下二级碎片	化合物	英文名称	药材归属
37	13.65	$C_8H_8O_3$	153.0544 (-1.4)		153.0521, 125.0577[M+H-CO]$^+$, 110.0367[M+H-CO-CH$_3$]$^+$, 93.0340[M+H-CO-CH$_4$O]$^+$, 65.0405		香草醛	vanillin	AR/CF/SR/OR
38	13.91	$C_{17}H_{22}O_{10}$	387.1269 (-3.1)	385.1142 (0.6)	369.1130[M+H-H$_2$O]$^+$, 207.0639[M+H-H$_2$O-Glc]$^+$, 175.0383[M+H-H$_2$O-Glc-CH$_4$O]$^+$, 147.0417[M+H-H$_2$O-Glc-CH$_4$O-CO]$^+$, 119.0501[M+H-H$_2$O-Glc-CH$_4$O-C$_3$H$_4$O]$^+$	385.1150, 325.0945[M-H-C$_2$H$_4$O$_2$]$^-$, 223.0619[M-H-Glc]$^-$, 205.0514[M-H-Glc-H$_2$O]$^-$, 190.0274[M-H-Glc-H$_2$O-CH$_3$]$^-$, 164.0478	E-芥子酸酰-β-D-葡萄糖苷	sinapoyl D-glucoside	RS
39	14.01	$C_{28}H_{32}O_{16}$	625.1731 (-3.8)	623.1619 (0.2)	625.1731, 607.1612[M+H-H$_2$O]$^+$, 589.1516[M+H-2H$_2$O]$^+$, 571.1401[M+H-3H$_2$O]$^+$, 505.1377[M+H-C$_4$H$_8$O$_4$]$^+$, 487.1180[M+H-H$_2$O-C$_4$H$_8$O$_4$]$^+$, 469.1072[M+H-2H$_2$O-2C$_4$H$_8$O$_4$]$^+$, 385.0866[M+H-2C$_4$H$_8$O$_4$]$^+$, 337.0677[M+H-2H$_2$O-C$_4$H$_8$O$_4$-C$_9$H$_8$O$_4$]$^+$	623.1665, 503.1233[M-H-C$_4$H$_8$O$_4$]$^-$, 383.0791[M-H-2C$_4$H$_8$O$_4$]$^-$	香叶木素6,8-二-C-葡萄糖苷[a]	diosmetin-6,8-di-C-glucoside	CRP

续上表

序号	保留时间/min	分子式	[M+H]⁺(Error,10⁻⁶)	[M-H]⁻(Error,10⁻⁶)	正模式下二级碎片	负模式下二级碎片	化合物	英文名称	药材归属
40	14.27	$C_{28}H_{32}O_{16}$	625.1744 (-3.1)	623.1625 (0.5)	625.1732, 607.1661[M+H-H₂O]⁺, 487.1202[M+H-H₂O-C₄H₈O₄]⁺, 439.1015[M+H-2H₂O-C₅H₁₀O₅]⁺, 355.0819[M+H-H₂O-C₄H₈O₄-C₉H₈O]⁺		金圣草黄素-6,8-二-C-葡萄糖苷	chrysoeriol-6,8-di-C-glucoside	CRP
41	14.39	$C_{26}H_{30}O_{8}$	471.1981 (-5.1)		471.1981, 453.1927[M+H-H₂O]⁺, 425.1925[M+H-H₂O-CO]⁺, 161.0597[M+H-C₁₆H₂₂O₆]⁺		扎波特林ᶜ	zapoterin	CRP
42	14.63	$C_{26}H_{28}O_{14}$	565.1519 (-2.7)	563.1405 (-0.2)	565.1524, 547.1405[M+H-H₂O]⁺, 529.1305[M+H-2H₂O]⁺, 511.1244[M+H-3H₂O]⁺, 427.1005[M+H-H₂O-C₄H₈O₄]⁺, 409.0890[M+H-2H₂O-C₄H₈O₄]⁺, 391.0776[M+H-3H₂O-C₄H₈O₄]⁺, 325.0731[M+H-2C₄H₈O₄]⁺	563.1450, 443.1003[M-H-C₄H₈O₄]⁻, 383.0769[M-H-C₄H₈O₄-C₂H₄O₂]⁻, 353.0674[M-H-C₄H₈O₄-C₃H₆O₃]⁻	异夏佛塔苷(芹菜素6-C-阿拉伯糖基-8-C-葡萄糖苷)ᶜ	isoschaftoside(apigenin 6-C-arabinosyl-8-C-glucoside)	SR

续上表

序号	保留时间/min	分子式	[M+H]+/(Error,10^{-6})	[M-H]-/(Error,10^{-6})	正模式下二级碎片	负模式下二级碎片	化合物	英文名称	药材归属
43	14.91	$C_{26}H_{28}O_{14}$	565.1522 (−5.3)	563.1408 (0.2)	565.1534, 547.1393$[M+H-H_2O]^+$, 529.1303$[M+H-2H_2O]^+$, 511.1269$[M+H-3H_2O]^+$, 379.0799$[M+H-2H_2O-C_5H_{10}O_5]^+$, 337.0669		夏佛塔苷(芹菜素 8-C-阿拉伯糖基-6-C-葡萄糖苷)c	schaftoside(apigenin 8-C- arabinosyl-6-C-glucoside)	SR
44	14.97	$C_{21}H_{20}O_{12}$	465.1009 (−4)	463.0864 (−2.3)	289.0702$[M+H-C_6H_8O_6]^+$, 169.0121$[M+H-C_6H_8O_6-C_8H_8O]^+$	463.0872, 287.0561$[M-H-C_6H_8O_6]^-$, 166.9986$[M-H-C_6H_8O_6-C_8H_8O]^-$	胡萝卜素7-O-葡萄糖醛酸苷	carthamidin7-O-glucuronide	SR
45	14.98	$C_{34}H_{42}O_{19}$	777.2184 (−3.6)	753.2250 (0.4)	777.2163$[M+Na]^+$, 409.1141$[M+Na-C_{17}H_{20}O_9]^+$	753.2314, 547.1683$[M-H-C_{11}H_{10}O_4]^-$, 529.1586$[M-H-C_{11}H_{10}O_4-H_2O]^-$, 223.0598$[M-H-C_{11}H_{10}O_4-C_{12}H_{20}O_{10}]^-$, 205.0499$[M-H-C_{11}H_{10}O_4-H_2O-C_{12}H_{20}O_{10}]^-$	1,2-二芥子酸龙胆二糖苷	1, 2-disinapoyl-gentiobiose	RS

续上表

序号	保留时间/min	分子式	[M+H]⁺/ (Error,10⁻⁶)	[M-H]⁻ (Error,10⁻⁶)	正模式下二级碎片	负模式下二级碎片	化合物	英文名称	药材归属
46	15.01	$C_{27}H_{32}O_{15}$	597.1778 (-4.6)	595.1668 (0)	597.1840, 435.1253[M+H-Glc]⁺, 289.0695[M+H-Glc-Rha]⁺, 153.0176[M+H-Glc-Rha-$C_8H_8O_2$]⁺, 147.0652	595.1743, 475.1287[M-H-$C_4H_8O_4$]⁻, 385.0963[M-H-$C_4H_8O_4$-$C_3H_6O_3$]⁻, 287.0606[M-H-Glc-Rha]⁻	析圣草枸橼苷[a]	neoeriocitrin	CRP
47	15.04	$C_{10}H_8O_4$	193.0489 (-3.3)	191.0351 (0.9)	193.0482, 178.0250[M+H-CH_3]⁺, 150.0289[M+H-CH_3-CO]⁺, 133.0282[M+H-CO-CH_4O]⁺, 77.0406	191.0361, 176.0111[M-H-CH_3]⁻, 148.0192[M-H-CH_3-CO]⁻, 102.9499[M-H-CH_2CH_2-CO-CH_4O]⁻, 87.0114	东莨菪内酯[c]	scopoletin	BR/CRP
48	15.07	$C_9H_8O_3$	165.0539 (-4.1)	163.0414 (8.4)	147.0427, 119.0492[M+H-CO]⁺, 91.0544[M+H-CO-C_2H_4]⁺, 65.0402	163.0406, 119.0516[M-H-CO_2]⁻, 93.0376[M-H-$C_3H_2O_2$]⁻	对香豆酸[a,b]	(E)-P-coumaric acid	CRP/RS/OR/RH

续上表

序号	保留时间/min	分子式	[M+H]+ (Error, 10^{-6})	[M-H]- (Error, 10^{-6})	正模式下二级碎片	负模式下二级碎片	化合物	英文名称	药材归属
49	15.24	$C_{27}H_{30}O_{14}$	579.1681 (-4.6)	577.1564 (0.2)	579.1692, 561.1575$[M+H-H_2O]^+$, 459.1257$[M+H-C_4H_8O_4]^+$, 441.1122$[M+H-C_4H_8O_4-H_2O]^+$, 423.1056$[M+H-C_4H_8O_4-2H_2O]^+$, 363.0831$[M+H-C_4H_8O_4-C_2H_4O_2-2H_2O]^+$, 309.0804$[M+H-C_4H_8O_4-C_5H_{10}O_5]^+$	577.1617, 457.1165$[M-H-C_4H_8O_4]^-$, 337.0720$[M-H-2C_4H_8O_4]^-$	白杨素-6,8-二-C-葡萄糖苷	chrysin-6,8-di-c-glucoside	SR
50	15.44	$C_{22}H_{22}O_{10}$	447.1274 (-2.7)	491.1197 (1.5)	447.1271, 285.0758$[M+H-Glc]^+$, 137.1316$[M+H-Glc-C_9H_8O_2]^+$	491.1235$[M+COOH]^-$, 283.0619$[M-H-Glc]^-$, 268.0381$[M-H-Glc-CH_3]^-$	毛蕊异黄酮苷[a,c]	calycosin-7-O-β-D-glucoside	AR
51	15.54	$C_{21}H_{20}O_{12}$	465.0999 (0.4)	463.0864 (-3.1)	289.0690$[M+H-C_6H_8O_6]^+$, 169.0118$[M+H-C_6H_8O_6-C_8H_8O]^+$	463.0878, 287.0555$[M-H-C_6H_8O_6]^-$, 166.9980$[M-H-C_6H_8O_6-C_8H_8O]^-$	异胡萝卜素7-O-葡萄糖醛酸苷[a,c]	isocarthamidin7-O-glucuronide	SR

续上表

序号	保留时间/min	分子式	$[M+H]^+$/(Error,10^{-6})	$[M-H]^-$/(Error,10^{-6})	正模式下二级碎片	负模式下二级碎片	化合物	英文名称	药材归属
52	15.73	$C_{10}H_{10}O_4$	195.0644 (-4.1)	193.0523 (7.2)	177.0541$[M+H-H_2O]^+$, 149.0583$[M+H-HCOOH]^+$, 145.0279$[M+H-H_2O-CH_4O]^+$, 117.0331$[M+H-HCOOH-CH_4O-CO]^+$, 89.0399	193.0495, 178.0263$[M-H-CH_3]^-$, 149.0608$[M-H-CO_2]^-$, 134.0376$[M-H-CH_3-CO_2]^-$, 133.0304	阿魏酸[a,c]	ferulic acid	CRP/RS
53	15.81	$C_{11}H_{12}O_5$	225.0749 (-3.7)	223.0611 (-0.5)	225.1281, 207.0643$[M+H-H_2O]^+$, 192.0435$[M+H-H_2O-CH_3]^+$, 175.0395$[M+H-H_2O-CH_4O]^+$, 147.0438$[M+H-HCOOH-CH_4O]^+$, 119.0488$[M+H-HCOOH-CH_4O-C_2H_4]^+$, 91.0545	223.0613, 208.0372$[M-H-CH_3]^-$, 193.0143$[M-H-2CH_3]^-$, 177.0435$[M-H-CH_3-CH_3O]^-$, 164.0478$[M-H-CH_3-CO_2]^-$, 149.0258$[M-H-2CH_3-CO_2]^-$, 121.0314$[M-H-2CH_3-CO_2-C_2H_4]^-$, 93.0356	芥子酸[a]	sinapinic acid	CRP/RS
54	15.89	$C_{23}H_{24}O_{13}$	509.1268 (-1)	507.1145 (0.2)	509.1279, 347.0750$[M+H-Glc]^+$, 332.0499$[M+H-Glc-CH_3]^+$	507.1181, 345.0634$[M-H-Glc]^-$, 330.0404$[M-H-Glc-CH_3]^-$, 315.0150$[M-H-Glc-2CH_3]^-$	粘毛黄芩素 Ⅲ 2'-葡萄糖苷	viscidulin Ⅲ 2'-glucoside	SR

续上表

序号	保留时间/min	分子式	$[M+H]^+$/(Error,10^{-6})	$[M-H]^-$/(Error,10^{-6})	正模式下二级碎片	负模式下二级碎片	化合物	英文名称	药材归属
55	16.02	$C_{26}H_{28}O_{13}$	549.1584 (−3.1)	547.1462 (0.9)	549.1583, 531.1483$[M+H-H_2O]^+$, 513.1385$[M+H-2H_2O]^+$, 495.1279$[M+H-3H_2O]^+$, 411.1076$[M+H-H_2O-C_4H_8O_4]^+$, 393.0970$[M+H-2H_2O-C_4H_8O_4]^+$, 375.0869$[M+H-3H_2O-C_4H_8O_4]^+$, 309.0753$[M+H-H_2O-C_4H_8O_4-C_8H_6]^+$, 279.0650	549.1583, 547.1480, 487.1278$[M-H-C_2H_4O_2]^-$, 457.1163$[M-H-C_3H_6O_3]^-$, 367.0836$[M-H-C_2H_4O_2-C_4H_8O_4]^-$, 337.0728$[M-H-C_3H_6O_3-C_4H_8O_4]^-$	白杨素 6-C-阿拉伯糖 8-C-葡萄糖苷	chrysin 6-C-arabinoside 8-C-glucoside	SR
56	16.37	$C_{23}H_{24}O_{12}$	493.1321 (−3.9)	491.1191 (−0.7)	493.1332, 331.0802$[M+H-Glc]^+$, 316.0561$[M+H-Glc-CH_3]^+$, 197.0379$[M+H-Glc-C_8H_6O_2]^+$	491.1240, 329.0702$[M-H-Glc]^-$, 314.0454$[M-H-Glc-CH_3]^-$, 299.0214$[M-H-Glc-2CH_3]^-$, 201.0187	5,2′,6′-三羟基-7,8-二甲氧基黄酮-2′-O-β-吡喃葡糖苷	5,2′,6′-trihydroxy-7,8-dimethoxyflavone 2′-glucoside	SR

续上表

序号	保留时间/min	分子式	$[M+H]^+$/(Error, 10^{-6})	$[M-H]^-$/(Error, 10^{-6})	正模式下二级碎片	负模式下二级碎片	化合物	英文名称	药材归属
57	16.49	$C_{27}H_{32}O_{14}$	581.1847 (-3.1)	579.1724 (0.9)	$435.1270[M+H-Rha]^+$, $419.1321[M+H-C_6H_{10}O_5]^+$, $315.0855[M+H-Rha-C_8H_8O]^+$, $273.0749[M+H-Glc-Rha]^+$, $153.0176[M+H-Glc-Rha-C_8H_8O]^+$, 129.0550	579.1754, $271.0615[M-H-Glc-Rha]^-$, $151.0048[M-H-Glc-Rha-C_8H_8O]^-$	柚皮苷[a,c]	naringin	CRP
58	16.86	$C_{15}H_{10}O_6$	287.0546 (-1.6)	285.0409 (1.7)	287.0543, $153.0177[M+H-C_8H_6O_2]^+$	285.0424, $151.0044[M-H-C_8H_6O_2]^-$	木犀草素[c]	luteolin	SR
59	16.89	$C_{21}H_{18}O_{12}$	463.0856 (-3.3)	461.0713 (-2.6)	463.0868, $287.0544[M+H-C_6H_8O_6]^+$	461.0740, $285.0412[M-H-C_6H_8O_6]^-$, $175.0256[M-H-C_{15}H_{10}O_6]^-$, 113.0254	野黄芩苷[a,c]	scutellarin	SR

续上表

序号	保留时间/min	分子式	[M+H]$^+$/(Error,10^{-6})	[M−H]$^-$/(Error,10^{-6})	正模式下二级碎片	负模式下二级碎片	化合物	英文名称	药材归属
60	16.97	C$_{26}$H$_{28}$O$_{13}$	549.1587 (−2.8)	547.1462 (0.9)	549.1576, 531.1470[M+H−H$_2$O]$^+$, 513.1368[M+H−2H$_2$O]$^+$, 495.1266[M+H−3H$_2$O]$^+$, 429.1136[M+H−C$_4$H$_8$O$_4$]$^+$, 411.1039[M+H−H$_2$O−C$_4$H$_8$O$_4$]$^+$, 393.0958[M+H−2H$_2$O−C$_4$H$_8$O$_4$]$^+$, 381.0959[M+H−H$_2$O−C$_5$H$_{10}$O$_5$]$^+$, 363.0851[M+H−2H$_2$O−C$_5$H$_{10}$O$_5$]$^+$, 309.0746[M+H−H$_2$O−C$_4$H$_8$O$_4$−C$_8$H$_6$]$^+$, 279.0644[M+H−H$_2$O−C$_5$H$_{10}$O$_5$−C$_8$H$_6$]$^+$	547.1473, 457.1153[M−H−C$_3$H$_6$O$_3$]$^-$, 427.1042[M−H−C$_4$H$_8$O$_4$]$^-$, 367.0830[M−H−2C$_3$H$_6$O$_3$]$^-$, 337.0724[M−H−C$_3$H$_6$O$_3$−C$_4$H$_8$O$_4$]$^-$	白杨素 6-C-葡萄糖 8-C-阿拉伯糖苷[a]	chrysin 6-C-glucoside 8-C-arabinoside	SR

续上表

序号	保留时间/min	分子式	$[M+H]^+$/(Error,10^{-6})	$[M-H]^-$/(Error,10^{-6})	正模式下二级碎片	负模式下二级碎片	化合物	英文名称	药材归属
61	17.09	$C_{34}H_{42}O_{19}$	777.2188 (-1.6)	753.2253 (0.7)	777.2159$[M+Na]^+$, 409.1082$[M+Na-C_{17}H_{20}O_9]^+$	753.2331, 547.1719$[M-H-C_{11}H_{10}O_4]^-$, 529.1597$[M-H-C_{11}H_{10}O_4-H_2O]^-$, 205.0518$[M-H-C_{11}H_{10}O_4-H_2O-C_{12}H_{20}O_{10}]^-$, 190.0273$[M-H-C_{11}H_{10}O_4-H_2O-C_{12}H_{20}O_{10}-CH_3]^-$	3,6'-二芥子酰基蔗糖	3,6'-disinapoyl sucrose	RS
62	17.14	$C_{27}H_{30}O_{16}$	611.1589 (-2.8)	609.1826 (0.5)	611.1672, 465.1234$[M+H-Rha]^+$, 449.1406$[M+H-C_6H_{10}O_5]^+$, 303.0842$[M+H-Rha-Glc]^+$, 129.0565	609.1617, 301.0728$[M-H-Glc-Rha]^-$	芦丁(槲皮素3-O-芸香糖苷)a,c	rutin (quercetin 3-O-rutinoside)	CRP/CF
63	17.16	$C_{24}H_{26}O_{13}$	523.1439 (-1.5)	521.1298 (-0.6)	523.1420, 361.0914$[M+H-Glc]^+$, 346.0620$[M+H-Glc-CH_3]^+$, 331.0445$[M+H-Glc-2CH_3]^+$, 313.0394$[M+H-Glc-3CH_3]^+$	521.1335, 359.0799$[M-H-Glc]^-$, 344.0546$[M-H-Glc-CH_3]^-$, 329.0323$[M-H-Glc-2CH_3]^-$	5,2',6'-三羟基-6,7,8-三甲氧基黄酮-2'-O-吡喃葡萄糖苷	5,2',6'-trihydroxy-6,7,8-trimethoxy flavone 2'-O-glucopyranoside	SR

续上表

序号	保留时间/min	分子式	[M+H]+/(Error,10^-6)	[M-H]-/(Error,10^-6)	正模式下二级碎片	负模式下二级碎片	化合物	英文名称	药材归属
64	17.24	$C_{27}H_{30}O_{14}$	579.1666 (-4.4)	623.1610 (0.5)	579.1690, 561.1526[M+H-H_2O]+, 459.1373[M+H-C_4H_8O_4]+, 417.1125[M+H-Glc]+, 399.1080[M+H-Glc-H_2O]+, 381.0976[M+H-Glc-2H_2O]+, 363.0858[M+H-Glc-3H_2O]+, 297.0753[M+H-Glc-C_4H_8O_4]+, 267.0644[M+H-Glc-C_5H_{10}O_5]+, 255.0664[M+H-2Glc]+	623.2026[M+COOH]-, 415.1054[M-H-Glc]-, 295.0630[M-H-Glc-C_4H_8O_4]-, 161.0246	白杨素-6-C-龙胆苷	flavone, 5,7-dihydroxy-6c-glucoside	SR
65	17.26	$C_{28}H_{34}O_{15}$	611.1942 (-3.5)	609.1831 (0.9)	465.1385[M+H-Rha]+, 345.0972[M+H-Rha-C_4H_8O_4]+, 303.0855[M+H-Rha-Glc]+, 129.0549	609.1838, 301.0717[M+H-Glc-Rha]-	橙皮苷[a,c]	hesperidin	CRP
66	17.30	$C_6H_8O_2$	113.0596 (-0.7)		113.0600, 95.0504[M+H-H_2O]+, 67.0571[M+H-H_2O-CO]+, 57.0373		山梨酸[a]	sorbic acid	PR

续上表

序号	保留时间/min	分子式	[M+H]⁺/ (Error,10⁻⁶)	[M-H]⁻/ (Error,10⁻⁶)	正模式下二级碎片	负模式下二级碎片	化合物	英文名称	药材归属
67	17.57	$C_{21}H_{20}O_9$	417.1170 (-2.3)	415.1038 (0.9)	417.1175, 399.1065[M+H-H_2O]⁺, 381.0970[M+H-2H_2O]⁺, 363.0830[M+H-3H_2O]⁺, 297.0752[M+H-H_2O-C_8H_6]⁺, 279.0637[M+H-2H_2O-C_8H_6]⁺	415.1043, 295.0617[M-H-$C_4H_8O_4$]⁻, 267.0667[M-H-$C_4H_8O_4$-CO]⁻	白杨素-8-C-葡萄糖苷[c]	chrysin 8-C-glucoside	SR
68	17.83	$C_{17}H_{14}O_8$	347.0745 (-1.6)	345.0620 (1.1)	347.0767, 332.0535[M+H-CH_3]⁺, 317.0305[M+H-2CH_3]⁺, 314.0431[M+H-CH_3-H_2O]⁺, 183.0279[M+H-$C_9H_8O_3$]⁺, 169.0139	345.0630, 330.0394[M-H-CH_3]⁻, 315.0158[M-H-2CH_3]⁻, 164.9837[M-H-$C_9H_8O_4$]⁻, 149.0249	粘毛黄芩素Ⅲ[c]	viscidulin Ⅲ	SR
69	17.95	$C_{27}H_{30}O_{14}$	579.1678 (-5.3)	577.1566 (0.6)	579.1718, 561.1537[M+H-H_2O]⁺, 543.1609[M+H-2H_2O]⁺, 433.1066[M+H-Rha]⁺, 271.0586[M+H-Rha-Glc]⁺, 85.0298	577.1620, 269.0459[M-H-Rha-Glc]⁻	野漆树苷[a,c]	rhoifolin	CRP

续上表

序号	保留时间/min	分子式	[M+H]+/(Error,10^-6)	[M-H]-/(Error,10^-6)	正模式下二级碎片	负模式下二级碎片	化合物	英文名称	药材归属
70	18.05	$C_{28}H_{32}O_{16}$	625.1746 (-2.7)	623.1610 (-1.3)	625.1749, 479.1171$[M+H-Rha]^+$, 317.0640$[M+H-Rha-Glc]^+$, 129.0548	623.1576, 577.1710$[M-H-CO-H_2O]^-$, 174.9560	异鼠李素 3-O-新橙皮苷[a,c]	isorhamnetin 3-O-neohesperidoside	CRP
71	18.36	$C_7H_6O_3$		137.0269 (16.8)	137.0269	137.0248, 93.0363$[M-H-CO_2]^-$, 65.0447	水杨酸[b]	salicylic acid	AR/RS
72	18.74	$C_{22}H_{22}O_9$	431.1319 (-4.1)	475.1238 (0.7)	431.1338, 269.0807$[M+H-Glc]^+$	475.1287$[M+COOH]^-$, 267.0679$[M-H-Glc]^-$, 252.0446$[M-H-Glc-CH_3]^-$	芒柄花苷[a,c]	ononin	AR
73	18.83	$C_{23}H_{26}O_{10}$	463.1591 (-1.6)	507.1514 (2.2)	463.0881, 301.1060$[M+H-Glc]^+$, 191.0714$[M+H-Glc-C_6H_6O_2]^+$, 167.0700$[M+H-Glc-C_7H_6O-CO]^+$	507.1378$[M+COOH]^-$, 492.0956$[M+COOH-CH_3]^-$, 345.0637$[M+COOH-Glc]^-$, 329.0303$[M+COOH-Glc-C_6H_{10}O_6]^-$, 299.0927$[M-H-Glc]^-$, 285.0397	美迪紫檀苷	methylnissolin-3-O-glucoside	AR
74	18.96	$C_{21}H_{20}O_{11}$	449.1061 (-2.5)	447.0935 (0.5)	273.0749$[M+H-C_6H_8O_6]^+$, 169.0128$[M+H-C_6H_8O_6-C_8H_8]^+$	447.0963, 271.0627$[M-H-C_6H_8O_6]^-$, 243.0673$[M-H-C_6H_8O_6-CO]^-$	二氢黄芩苷	dihydrobaicalin	SR

续上表

序号	保留时间/min	分子式	[M+H]⁺ (Error,10⁻⁶)	[M−H]⁻ (Error,10⁻⁶)	正模式下二级碎片	负模式下二级碎片	化合物	英文名称	药材归属
75	18.99	$C_9H_{16}O_4$		187.0994 (6.7)	477.1010,	187.0969, 169.0874$[M-H-H_2O]^-$, 125.0976$[M-H-H_2O-CO_2]^-$, 97.0677$[M-H-2COOH]^-$, 475.0906,	壬二酸[a,b]	azelaic acid	AR
76	19.19	$C_{22}H_{20}O_{12}$	477.1012 (−3.2)	475.0881 (−0.1)	301.0701$[M+H-C_6H_8O_6]^+$, 286.0473$[M+H-C_6H_8O_6-CH_3]^+$, 183.0353$[M+H-C_6H_8O_6-C_8H_6O]^+$, 447.0891,	299.0567$[M-H-C_6H_8O_6]^-$, 284.0330$[M-H-C_6H_8O_6-CH_3]^-$, 175.0247$[M-H-C_{16}H_{12}O_6]^-$, 113.0257 445.0766,	5,7,2′-三羟基-6-甲氧基黄酮7-葡萄糖醛酸	5,7,2′-trihydroxy-6-methoxyflavone 7-glucuronide	SR
77	19.57	$C_{21}H_{18}O_{11}$	447.0903 (−3.8)	445.0766 (−1.1)	271.0586$[M+H-C_6H_8O_6]^+$, 253.0484$[M+H-C_6H_8O_6-H_2O]^+$, 507.1114,	269.0467$[M-H-C_6H_8O_6]^-$, 175.0260$[M-H-C_{15}H_{10}O_5]^-$, 113.0257 505.1040,	黄芩苷[a]	baicalin	SR
78	19.88	$C_{23}H_{22}O_{13}$	507.1113 (−4.1)	505.0991 (0.7)	331.0798$[M+H-C_6H_8O_6]^+$, 316.0547$[M+H-C_6H_8O_6-CH_3]^+$, 301.0327$[M+H-C_6H_8O_6-2CH_3]^+$, 298.0571$[M+H-C_6H_8O_6-CH_3-H_2O]^+$,	329.0689$[M-H-C_6H_8O_6]^-$, 314.0441$[M-H-C_6H_8O_6-CH_3]^-$, 299.0196$[M-H-C_6H_8O_6-2CH_3]^-$, 175.0250$[M-H-C_{17}H_{14}O_7]^-$, 128.0377	5,2′,6′-三羟基-7,8-二甲氧基黄酮2′-O-葡萄糖醛酸苷	5,2′,6′-trihydroxy-7,8-dimethoxyflavone 2′-glucuronide	SR

续上表

序号	保留时间/min	分子式	[M+H]⁺/(Error,10⁻⁶)	[M-H]⁻/(Error,10⁻⁶)	正模式下二级碎片	负模式下二级碎片	化合物	英文名称	药材归属
79	20.01	$C_{28}H_{34}O_{14}$	595.1996 (−1.3)	593.1880 (0.7)	595.1974, 449.1430[M+H−Rha]⁺, 433.1484[M+H−Glc]⁺, 287.0914[M+H−Glc−Rha]⁺, 153.0184[[M+H−Glc−Rha−$C_9H_{10}O$]⁺, 129.0546	593.1936, 467.0632[M−H−CO−H_2O]⁻, 309.0768, 285.0772[M−H−Glc−Rha]⁻	枸橘苷	poncirin	CRP
80	20.02	$C_{15}H_{10}O_6$	287.0533 (−1.8)	285.0412 (2.7)	287.0548, 169.0126[M+H−C_8H_6O]⁺, 153.0185[M+H−$C_8H_6O_2$]⁺, 123.0094	285.0408, 241.0507[M−H−CO_2]⁻, 199.0382[M−H−CO_2−CH_2CO]⁻, 151.0037[M−H−$C_8H_6O_2$]⁻, 133.0305[M−H−$C_8H_6O_2$−H_2O]⁻, 107.0160	野黄芩素[a,c]	scutellarein	SR
81	20.48	$C_{16}H_{12}O_5$	285.0743 (−2.3)	283.0619 (2.6)	285.0754, 270.0526[M+H−CH_3]⁺, 253.0495[M+H−CH_4O]⁺, 137.0230[M+H−$C_9H_8O_2$]⁺	283.0628, 268.0393[M−H−CH_3]⁻, 239.0356[M−H−CO_2]⁻, 211.0413[M−H−CO_2−CO]⁻, 184.0538	毛蕊异黄酮[a,c]	calycosin	AR
82	20.53	$C_{21}H_{18}O_{11}$	447.0904 (−2.3)	445.0769 (−1.7)	447.0915, 271.0594[M+H−$C_6H_8O_6$]⁺	445.0757, 269.0454[M−H−$C_6H_8O_6$]⁻, 175.0252[M−H−$C_{15}H_{10}O_5$]⁻	去甲汉黄芩素7-O-葡萄糖醛酸苷[a,c]	norwogonin7-O-glucuronide	SR

续上表

序号	保留时间/min	分子式	[M+H]+/[M-H]- (Error,10^-6)	正模式下二级碎片	负模式下二级碎片	化合物	英文名称	药材归属
83	20.62	$C_{26}H_{30}O_8$	471.1985 (-4.8)	471.2028, 425.1958[M+H-H_2O-CO]^+, 409.2037[M+H-H_2O-CO_2]^+, 161.0601[M+H-C_{16}H_{22}O_6]^+, 95.0102		柠檬苦素[a,b,c]	limonin	CRP
84	20.87	$C_{22}H_{20}O_{12}$	477.1007 (-3.6) / 475.0883 (0.3)	477.1005, 301.0698[M+H-C_6H_8O_6]^+, 286.0474[M+H-C_6H_8O_6-CH_3]^+, 183.9992[M-H-C_6H_8O_6-CH_3-C_8H_6]^+	475.0924, 299.0574[M-H-C_6H_8O_6]^-, 284.0333[M-H-C_6H_8O_6-CH_3]^-, 253.0502	5,6,7-三羟基-8-甲氧基黄酮-7-葡萄糖醛酸	5,6,7-trihydroxy-8-methoxyflavone-7-glucuronide	SR
85	20.96	$C_{21}H_{18}O_{10}$	431.0952 (-3.4) / 429.0832 (1.1)	431.0946, 255.0643[M+H-C_6H_8O_6]^+	429.0846, 253.0508[M-H-C_6H_8O_6]^-, 175.0250[M-H-C_6H_6]^-, 113.0254	白杨素-7-O-β-葡萄糖醛酸苷	chrysin-7-O-β-D-glucuronide	SR
86	21.02	$C_{22}H_{22}O_{10}$	447.1272 (-3.1) / 445.1126 (-2.8)	447.1144, 285.0753[M+H-Glc]^+, 270.0508[M+H-Glc-CH_3]^+	445.0782, 283.0594[M-H-Glc]^-, 268.0365[M-H-Glc-CH_3]^-	汉黄芩素-7-O-葡萄糖苷	wogonin-7-O-glucoside	SR

续上表

序号	保留时间/min	分子式	$[M+H]^+$/(Error, 10^{-6})	$[M-H]^-$/(Error, 10^{-6})	正模式下二级碎片	负模式下二级碎片	化合物	英文名称	药材归属
87	21.17	$C_{22}H_{20}O_{11}$	461.1058 (−3.8)	459.0947 (2.8)	461.1052, 285.0743$[M+H-C_6H_8O_6]^+$, 270.0506$[M+H-C_6H_8O_6-CH_3]^+$	459.0953, 283.0620$[M-H-C_6H_8O_6]^-$, 268.0384$[M-H-C_6H_8O_6-CH_3]^-$, 175.0252$[M-H-C_{16}H_{12}O_5]^-$, 113.0259	千层纸素A-7-O-β-D-葡萄糖醛酸苷	oroxyloside (oroxylin-7-O-glucuronide)	SR
88	21.25	$C_{22}H_{20}O_{12}$	477.1004 (−0.8)	475.0889 (1)	477.0992, 301.0692$[M+H-C_6H_8O_6]^+$, 286.0472$[M+H-C_6H_8O_6-CH_3]^+$, 183.9984$[M-H-C_8H_6]^+$	475.0933, 299.0584$[M-H-C_6H_8O_6]^-$, 284.0346$[M-H-C_6H_8O_6-CH_3]^-$, 175.0260$[M-H-C_{16}H_{12}O_6]^-$, 113.0260	5,7,8-三羟基-6-甲氧基黄酮-7-葡萄糖醛酸	5,7,8-trihydroxy-6-methoxyflavone-7-glucuronide	SR
89	21.43	$C_{21}H_{18}O_{11}$	447.0906 (−4.1)	445.0764 (−2.5)	447.0918, 271.0593$[M+H-C_6H_8O_6]^+$	445.0768, 269.0453$[M-H-C_6H_8O_6]^-$, 175.0255$[M-H-C_{15}H_{10}O_5]^-$	去甲黄芩素8-O-葡萄糖醛酸苷	norwogonin 8-O-glucuronide	SR
90	21.48	$C_{17}H_{14}O_7$	331.0785 (−0.5)	329.0681 (2.3)	331.0805, 316.0568$[M+H-CH_3]^+$, 169.0129$[M+H-C_8H_6O_2-CO]^+$	329.0482, 314.0444$[M-H-CH_3]^-$, 165.9912$[M-H-CH_3-C_8H_6O_2-CH_2]^-$, 110.0029	粘毛黄芩素II (2',5,6'-三羟基-7,8-二甲氧基黄酮)	viscidulin II (2',5,6'-trihydroxy-7,8-dimethoxyflavone)	SR

续上表

序号	保留时间/min	分子式	[M+H]+/(Error,10^-6)	[M-H]-/(Error,10^-6)	正模式下二级碎片	负模式下二级碎片	化合物	英文名称	药材归属
91	21.54	$C_{22}H_{20}O_{11}$	483.0889 (−1.9)	459.0920 (−2.3)	483.0869[M+Na]+, 307.0567[M+Na−C6H8O6]+, 292.0332[M+Na−C6H8O6−CH3]+, 199.0200	459.0914, 283.0612[M−H−C6H8O6]−, 268.0380[M−H−C6H8O6−CH3]−, 113.0248	汉黄芩苷[a]	wogonoside	SR
92	21.84	$C_{21}H_{18}O_{11}$	447.0908 (−3.2)	445.0766 (−2.3)	447.0909, 271.0589[M+H−C6H8O6]+	445.0769, 269.0461[M−H−C6H8O6]−, 175.0251[M−H−C15H10O5]−, 113.0246	芹菜素7-葡萄糖醛酸苷	apigenin 7-glucuronide	SR
93	22.08	$C_{36}H_{53}N_7O_9$	728.3946 (−4.4)	726.3852 (0.2)	728.3933, 700.3979[M+H−CO]+, 615.3115[M+H−C6H11NO]+	726.3904, 708.3808[M−H−H2O]−, 696.3812[M−H−CH4N]−, 590.3371[M−H−C8H10NO]−	柑橘素Ⅲ	citrusin Ⅲ	CRP
94	22.17	$C_{15}H_{10}O_6$	287.0533 (−4.7)	285.0407 (0.8)	287.0546, 153.0163[M+H−C8H6O2]+	285.0408, 151.0037[M−H−C8H6O2]−	山奈酚[a,c]	kaempferol	SR
95	22.24	$C_{17}H_{16}O_5$	301.1062 (−2.7)	299.0934 (3.1)	301.1068, 167.0696[M+H−C7H6O−CO]+, 152.0460[M+H−C7H6O−CO−CH3]+	299.0580, 284.0345[M−H−CH3]−, 269.0465[M−H−2CH3]−, 267.0296[M−H−CH4O]−, 197.0579	3-羟基-9,10-二甲氧基紫檀烷[c]	methylnissolin (3-hydroxy-9,10-dimethoxy-pterocarpan)	AR

续上表

序号	保留时间/min	分子式	[M+H]⁺/(Error,10⁻⁶)	[M-H]⁻/(Error,10⁻⁶)	正模式下二级碎片	负模式下二级碎片	化合物	英文名称	药材归属
96	22.33	$C_{23}H_{22}O_{12}$	491.1160 (-5.0)	489.1033 (-0.9)	491.1151, 315.0852[M+H-C₆H₈O₆]⁺, 300.0613[M+H-C₆H₈O₆-CH₃]⁺, 285.0387[M+H-C₆H₈O₆-2CH₃]⁺, 282.0501[M+H-C₆H₈O₆-CH₃-H₂O]⁺	489.2142, 313.0732[M-H-C₆H₈O₆]⁻, 298.0476[M-H-C₆H₈O₆-CH₃]⁻, 283.0248[M-H-C₆H₈O₆-2CH₃]⁻, 175.0241[M-H-C₁₇H₁₄O₆]⁻, 113.0242	5,7-二羟基-6,8-二甲氧基黄酮-7-O-葡萄糖醛酸	5,7-dihydroxy-6,8-dimethoxy-favone-7-O-glucuronide	SR
97	22.40	$C_{15}H_{10}O_{5}$	271.0593 (-3.0)	269.0472 (4.6)	271.0592, 169.0124[M+H-C₈H₆]⁺	269.0463, 225.0561[M-H-CO₂]⁻, 197.0616[M-H-CO₂-CO]⁻, 171.0460, 155.0510	去甲汉黄芩素	norwogonin	SR
98	22.46	$C_{27}H_{32}O_{14}$	581.1831 (-4.4)	625.1776 (2.1)	581.1841, 419.1324[M+H-Glc]⁺, 404.1048[M+H-Glc-CH₃]⁺, 389.0819[M+H-Glc-2CH₃]⁺	625.1822[M+COOH]⁻, 579.0805[M-H]⁻, 417.1222[M-H-Glc]⁻, 402.0987[M-H-Glc-CH₃]⁻, 207.0527	柚皮黄素-3-葡萄糖苷	natsudaidain 3-glucoside	CRP

续上表

序号	保留时间/min	分子式	$[M+H]^+$ (Error,10^{-6})	$[M-H]^-$ (Error,10^{-6})	正模式下二级碎片	负模式下二级碎片	化合物	英文名称	药材归属
99	22.90	$C_{33}H_{40}O_{18}$	725.2241 (−4.2)	723.2164 (2.4)	725.2255, 419.1310$[M+H-C_{12}H_{18}O_9]^+$	723.2243, 417.1216$[M-H-C_{12}H_{18}O_9]^-$, 402.0992$[M-H-C_{12}H_{18}O_9-CH_3]^-$, 99.0467	柚皮黄素3-(4-O-3-羟基-3-甲基戊二酸二葡萄糖苷)	natsudaidain 3-(4-O-3-hydroxy-3-methylglu-taroylglucoside)	CRP
100	22.93	$C_{16}H_{12}O_6$	301.0692 (−3.5)	299.0561 (−0.1)	301.0696, 286.0462$[M+H-CH_3]^+$, 183.9997$[M+H-C_8H_6O]^+$, 156.0049$[M+H-C_9H_6O_2]^+$	299.0559, 284.0328$[M-H-CH_3]^-$, 181.9867$[M-H-C_8H_6O]^-$, 153.9918$[M-H-C_9H_6O_2]^-$	半枝莲素（韧黄芩素Ⅱ）	scutevulin (tenaxin Ⅱ)	SR
101	23.25	$C_{18}H_{16}O_7$	345.0953 (−4.0)	343.0825 (0.5)	345.0961, 330.0736$[M+H-CH_3]^+$, 315.0493$[M+H-2CH_3]^+$, 312.0607$[M+H-CH_3-H_2O]^+$, 197.0433$[M+H-C_9H_8O_2]^+$	343.0847, 328.0600$[M-H-CH_3]^-$, 313.0372$[M-H-2CH_3]^-$, 285.0419$[M-H-2CH_3-CO]^-$, 269.0465$[M-H-CH_3-CH_3O-CO]^-$, 180.0063$[M-H-C_9H_8O_2-CH_3]^-$, 164.9831$[M-H-C_9H_8O_2-2CH_3]^-$, 136.9891$[M-H-C_{10}H_8O_3-2CH_3]^-$	黄芩黄酮	skullcapflavone (rivularin)	SR

续上表

序号	保留时间/min	分子式	[M+H]+ (Error,10^-6)	[M-H]- (Error,10^-6)	正模式下二级碎片	负模式下二级碎片	化合物	英文名称	药材归属
102	23.29	$C_{15}H_{10}O_5$	271.0594 (-2.3)	269.0478 (6.4)	271.0587, 253.0489[M+H-H_2O]+, 169.0132[M+H-C_8H_6]+, 123.0078[M+H-H_2O-C_9H_6O]+	269.0455, 251.0357[M-H-H_2O]-, 223.0407[M-H-H_2O-CO]-, 195.0455[M-H-H_2O-2CO]-, 169.0661	黄芩素[a,c]	baicalein	SR
103	23.50	$C_{16}H_{12}O_4$	269.0801 (-2.6)	267.0679 (5.4)	269.0797, 254.0568[M+H-CH_3]+, 237.0541[M+H-CH_4O]+, 226.0621[M+H-CH_3-CO]+, 137.0232[M+H-C_9H_8O]+	267.0675, 252.0439[M-H-CH_3]-, 223.0407[M-H-CO_2]-, 195.0452[M-H-CO_2-CO]-	刺芒柄花素[a,c]	formononetin	AR
104	23.54	$C_{17}H_{14}O_7$	331.0799 (-3.0)	329.0684 (2.4)	331.0807, 316.0533[M+H-CH_3]+, 301.0341[M+H-2CH_3]+, 298.0459[M+H-CH_3-H_2O]+, 182.9913[M+H-2CH_3]-, 180.0039[M+H-CH_3-H_2O-C_8H_6O]+	329.0680, 314.0448[M-H-CH_3]-, 299.0209[M-H-2CH_3]-, 271.0249[M-H-2CH_3-CO]-, 227.0361[M-H-2CH_3-CO-CO_2]-, 183.0449[M-H-C_9H_6O_2]-	5,7,2'-三羟基-8,6'-二甲氧基黄酮	5,7,2'-trihydroxy-8,6'-dimethoxyflavone	SR
105	23.95	$C_{20}H_{20}O_7$	373.1266 (-4.2)		373.1272, 358.1009[M+H-CH_3]+, 343.0804[M+H-2CH_3]+		甜橙黄酮(5,6,7,3',4'-五甲氧基黄酮)	sinensetin (5,6,7,3',4'-pentamethoxyflavone)	CRP

续上表

序号	保留时间/min	分子式	[M+H]+ (Error,10^{-6})	[M-H]- (Error,10^{-6})	正模式下二级碎片	负模式下二级碎片	化合物	英文名称	药材归属
106	24.04	$C_{19}H_{18}O_8$	375.1062 (-2.2)	373.0938 (2.3)	375.1051, 360.0825[M+H-CH3]+, 345.0583[M+H-2CH3]+, 327.0491[M+H-2CH3-H2O]+, 227.0543[M+H-C9H8O2]+, 197.0077[M+H-C9H8O2-2CH3]+	373.0946, 358.0715[M-H-CH3]-, 343.0476[M-H-2CH3]-, 328.0243[M-H-3CH3]-, 300.0293[M-H-3CH3-CO]-, 194.9944[M-H-2CH3-C9H8O2]-	黄芩黄酮II(黄芩新素)	skullcapflavone II (neobaicalein)	SR
107	24.30	$C_{20}H_{20}O_7$	373.1272 (-3.9)		373.1272, 343.0803[M+H-2CH3]+, 312.0985[M+H-2CH3-CH3O]+		异橙黄酮(3',4',5,7,8-五甲氧基黄酮)	isosinensetin (3',4',5,7,8-pentamethoxyflavone)	CRP
108	24.38	$C_{21}H_{22}O_8$	403.1377 (-2.5)		403.1380, 388.1159[M+H-CH3]+, 373.0920[M+H-2CH3]+, 370.1053[M+H-CH3-H2O]+		5,6,7,3',4',5'-六甲氧基黄酮	5,6,7,3',4',5'-hexamethoxyflavone	CRP
109	24.67	$C_{21}H_{22}O_8$	403.1356 (-6)		403.1374, 387.1080[M+H-CH4]+, 373.0909[M+H-2CH3]+	283.0629	3,3',4',5,6,8-六甲氧基黄酮	3,3',4',5,6,8-hexamethoxyflavone	CRP
110	25.05	$C_{16}H_{12}O_5$	285.0745 (-2.3)	283.0634 (6.6)	285.0745, 270.0505[M+H-CH3]+, 252.0398[M+H-CH3-H2O]+	268.0395[M-H-CH3]-, 239.0361[M-H-CH3-CO]-, 163.0045[M-H-C8H6-H2O]-	汉黄芩素	wogonin[a,c]	SR

续上表

序号	保留时间/min	分子式	[M+H]+ (Error,10^-6)	[M-H]- (Error,10^-6)	正模式下二级碎片	负模式下二级碎片	化合物	英文名称	药材归属
111	25.19	$C_{17}H_{14}O_6$	315.0855 (-2.7)	313.0731 (4.4)	315.0850, 300.0621$[M+H-CH_3]^+$, 285.0384$[M+H-2CH_3]^+$, 282.0515$[M+H-CH_3-H_2O]^+$, 257.0441$[M+H-2CH_3-CO]^+$, 182.9926$[M+H-C_9H_8O]^+$, 154.9976$[M+H-C_{10}H_8O_2]^+$	315.0751, 313.0751, 298.0511$[M-H-CH_3]^-$, 283.0265$[M-H-2CH_3]^-$, 211.0407$[M-H-C_7H_2O]^-$, 183.0458$[M-H-C_9H_6O]^-$, 155.0510$[M-H-C_{10}H_6O_2]^-$	5,7-二羟基-8,2'-二甲氧基黄酮	5,7-dihydroxy-8, 2'-dimethoxy-flavone	SR
112	25.30	$C_{19}H_{18}O_6$	343.1170 (-1.9)	359.1123 (-0.7)	343.1172, 328.0921$[M+H-CH_3]^+$, 313.0696$[M+H-2CH_3]^+$, 285.0760$[M+H-2CH_3-CO]^+$, 181.0117$[M+H-2CH_3-C_9H_8O]^+$	359.1144$[M+OH]^-$, 344.0622$[M+OH-CH_3]^-$, 329.0316$[M+OH-2CH_3]^-$, 314.0068$[M+OH-3CH_3]^-$, 169.0519$[M+OH-2CH_3-C_{10}H_8O_2]^-$, 154.0271$[M+OH-3CH_3-C_{10}H_8O_2]^-$	4',5,6,7-四甲氧基黄酮	4',5,6,7-tetra-methoxyflavone	CRP
113	25.54	$C_{15}H_{10}O_4$	255.0644 (-3)	253.0523 (6.6)	255.0642, 153.0178$[M+H-C_8H_6]^+$	253.0515, 209.0617$[M-H-CO_2]^-$, 143.0512	白杨素(5,7-二羟基黄酮)[a,c]	chrysin (5,7-dihydroxyflavone)	SR

续上表

序号	保留时间/min	分子式	$[M+H]^+$/(Error,10^{-6})	$[M-H]^-$/(Error,10^{-6})	正模式下二级碎片	负模式下二级碎片	化合物	英文名称	药材归属
114	25.65	$C_{15}H_{18}O_2$	231.1375 (−2)		231.1364, 213.1247$[M+H-H_2O]^+$, 189.0910$[M+H-C_3H_6]^+$, 163.0744$[M+H-C_5H_8]^+$, 135.0415$[M+H-C_5H_8-CO]^+$, 107.0479	247.1359$[M+OH]^-$, 203.1467$[M+OH-CO_2]^-$, 187.1140$[M+OH-CO_2-O]^-$, 110.9807	白术内酯 I [a,c]	atractylenolide I	BR
115	25.65	$C_{15}H_{20}O_3$	249.1474 (−2.3)	247.1340 (0.1)	249.1474, 231.1384$[M+H-H_2O]^+$, 189.0903$[M+H-CH_3COOH]^+$, 163.0755$[M+H-H_2O-C_5H_8]^+$, 135.0419$[M+H-H_2O-C_5H_8-CO]^+$, 105.0698	247.1359, 203.1467$[M-H-CO_2]^-$, 187.1140$[M-H-CH_2CO]^-$, 110.9807$[M-H-C_{10}H_{16}]^-$, 78.9631$[M-H-C_{10}H_{16}-CH_3-OH]^-$	白术内酯 III [a,c]	atractylenolide III	BR
116	25.65	$C_{21}H_{22}O_8$	403.1371 (−2.5)		403.1369, 388.1144$[M+H-CH_3]^+$, 373.0904$[M+H-2CH_3]^+$, 355.0808$[M+H-2CH_3-H_2O]^+$		川陈皮素(5,6,7,8,3',4'-六甲基黄酮)[a,c]	nobiletin (5,6,7,8,3',4'-hexamethoxyflavone)	CRP

续上表

序号	保留时间/min	分子式	$[M+H]^+$/(Error,10^{-6})	$[M-H]^-$/(Error,10^{-6})	正模式下二级碎片	负模式下二级碎片	化合物	英文名称	药材归属
117	25.67	$C_{16}H_{12}O_5$	307.0564 (-1.9)	283.0631 (6.8)	$307.0560[M+Na]^+$, $292.0345[M+Na-CH_3]^+$, $271.1767[M+Na-2H_2O]^+$, $249.1464[M+H-2H_2O]^+$, $231.1346[M+H-3H_2O]^+$		千层纸素A	oroxylin A	SR
118	25.81	$C_{17}H_{14}O_6$	315.0857 (-2)	313.0732 (4.5)	315.0860, $300.0629[M+H-CH_3]^+$, $282.0528[M+H-CH_3-H_2O]^+$, $254.0569[M+H-CH_3-H_2O-CO]^+$, $197.0432[M+H-C_8H_6O]^+$	313.0737, $298.0501[M-H-CH_3]^-$, $283.0261[M-H-2CH_3]^-$, $164.9832[M-H-C_9H_8O_2]^-$, $136.9884[M-H-C_9H_8O_2-CO]^-$	黄芩黄酮I	skullcapflavone I (panicolin)	SR
119	25.99	$C_{22}H_{24}O_9$	433.1474 (-4.4)		433.1465, $418.1241[M+H-CH_3]^+$, $403.1000[M+H-2CH_3]^+$, $385.0903[M+H-2CH_3-H_2O]^+$		3,5,6,7,8,3',4'-七甲氧基黄酮	3,5,6,7,8,3',4'-heptamethphoxyflavone	CRP
120	26.19	$C_{30}H_{18}O_{10}$	539.0953 (-3.6)	537.0830 (0.5)	539.0928, $419.0315[M+H-C_8H_6-H_2O]^+$, 241.0538	537.0888, $391.0483[M-H-C_9H_6O_2]^-$, $245.0099[M-H-2C_9H_6O_2]^-$	8,8''-双黄芩素	8,8''-bisbaicalein	SR

续上表

序号	保留时间/min	分子式	[M+H]+/ (Error,10^-6)	[M-H]-/ (Error,10^-6)	正模式下二级碎片	负模式下二级碎片	化合物	英文名称	药材归属
121	26.36	$C_{18}H_{16}O_7$	345.0960 (−2.4)	343.0836 (3.7)	345.0961, 330.0727[M+H−CH₃]⁺, 315.0486[M+H−2CH₃]⁺,	343.0837, 328.0604[M−H−CH₃]⁻, 313.0369[M−H−2CH₃]⁻, 298.0135[M−H−3CH₃]⁻, 270.0172[M−H−3CH₃−CO]⁻, 242.0225[M−H−3CH₃−2CO]⁻	韧黄芩素 I	tenaxin I	SR
122	26.38	$C_{21}H_{22}O_9$	419.1320 (−3.9)		419.1300, 404.1088[M+H−CH₃]⁺, 389.0861[M+H−2CH₃]⁺, 361.0885[M+H−2CH₃−CO]⁺		柚皮黄素（3-羟基-5,6,7,8,3′,4′-六甲氧基黄酮）	natsudaidain (3-hydroxy-5,6,7,8,3′,4′-hexamethoxyflavone)	CRP
123	26.88	$C_{20}H_{20}O_7$	373.1257 (−3.5)		373.1256, 358.1021[M+H−CH₃]⁺, 343.0793[M+H−2CH₃]⁺, 325.0673[M+H−2CH₃−H₂O]⁺		桔皮素（5,6,7,8,4′-五甲氧基黄酮）[a]	tangeretin(5,6,7,8,4′-pentamethoxyflavone)	CRP
124	26.98	$C_{15}H_{20}O_2$	233.1527 (−3.7)		233.1518, 215.1423[M+H−H₂O]⁺, 187.1480[M+H−HCOOH]⁺, 177.0906[M+H−C₂H₄−CO]⁺, 131.0835		白术内酯Ⅱ[a, c]	atractylenolide Ⅱ	BR

注：正模式碎片中 312.0610[M+H−CH₃−H₂O]⁺, 297.0379[M+H−2CH₃−H₂O]⁺, 197.0072[M+H−C₉H₈O₂]⁺（对应序号121）。

续上表

序号	保留时间/min	分子式	[M+H]$^+$/(Error,10^{-6})	[M-H]$^-$/(Error,10^{-6})	正模式下二级碎片	负模式下二级碎片	化合物	英文名称	药材归属
125	27.22	$C_{21}H_{22}O_9$	419.1305 (-4)		419.1307, 404.1017$[M+H-CH_3]^+$, 389.0855$[M+H-2CH_3]^+$, 371.0754$[M+H-2CH_3-H_2O]^+$, 361.0857$[M+H-2CH_3-CO]^+$		5-羟基-3,6,7,8,3',4'-六甲氧基黄酮	5-hydroxy-3,6,7,8,3',4'-hexamethoxyflavone	CRP
126	27.31	$C_{21}H_{22}O_8$	403.1364 (-4.5)		403.1384, 388.1174$[M+H-CH_3]^+$, 373.0892$[M+H-2CH_3]^+$, 355.0764$[M+H-2CH_3-H_2O]^+$		3,5,6,7,3',4'-六甲氧基黄酮	3,5,6,7,3',4'-hexamethoxyflavone	CRP
127	27.87	$C_{41}H_{68}O_{14}$	807.4457 (-5.4)	819.4285 (-0.9)	808.4497, 807.4455$[M+Na]^+$	819.4334$[M+Cl]^-$, 783.4549$[M-H]^-$	黄芪皂苷Ⅲ	astragaloside Ⅲ	AR
128	28.07	$C_{41}H_{68}O_{14}$	807.4449 (-5)	819.4295 (0.3)	808.4486, 807.4446$[M+Na]^+$	820.4359, 819.4268$[M+Cl]^-$	黄芪皂苷Ⅳ（黄芪甲苷）[a,c]	astragaloside Ⅳ	AR
129	28.20	$C_{43}H_{70}O_{15}$	849.4573 (-3.9)	861.4394 (-0.4)	849.4532$[M+Na]^+$, 669.3960$[M+Na-Glc-H_2O]^+$	861.4436$[M+Cl]^-$	黄芪皂苷Ⅱ[a]	astragaloside Ⅱ[a]	AR
130	28.31	$C_{19}H_{18}O_6$	343.1158 (-5.3)	341.1036 (1.5)	343.1158, 341.1158, 311.3110$[M+H-CH_2-H_2O]^+$, 207.0633$[M+H-C_8H_8O_2]^+$, 135.0430$[M+H-C_{11}H_{12}O_4]^+$	341.1049, 206.0592$[M-H-C_8H_7O_2]^-$, 178.0648$[M-H-C_8H_7O_2-CO]^-$	甲基麦冬高异黄酮A[a]	methylophiopogonanone A[a]	OR

续上表

序号	保留时间/min	分子式	$[M+H]^+$/(Error,10^{-6})	$[M-H]^-$/(Error,10^{-6})	正模式下二级碎片	负模式下二级碎片	化合物	英文名称	药材归属
131	28.75	$C_{43}H_{70}O_{15}$	849.4575 (-4.2)	861.4390 (-0.9)	850.4605, 849.4548[M+Na]$^+$	861.4414[M+Cl]$^-$	异黄芪皂苷 II	isoastragaloside II	AR
132	29.04	$C_{45}H_{72}O_{16}$	891.4678 (-3.9)	903.4498 (-0.6)	892.4708, 891.4648[M+Na]$^+$, 711.4172[M+Na-Glc-H$_2$O]$^+$	904.4685, 903.4520[M+Cl]$^-$	黄芪皂苷 I [a]	astragaloside I	AR
133	29.30	$C_{45}H_{72}O_{16}$	891.4670 (-3.2)	903.4497 (-0.7)	892.4715, 891.4667[M+Na]$^+$, 711.4056[M+Na-Glc-H$_2$O]$^+$	904.4627, 903.4527[M+Cl]$^-$	异黄芪皂苷 I	isoastragaloside I	AR

注:a:与对照品对照后确证;b:与 Pubchem 数据库(https://pubchem.ncbi.nlm.nih.gov/)比对后确认;c:与质谱库(Natural Products HR-MS/MS Spectral Library, Version 1.0; AB Sciex, Foster City, CA, USA)比对后确认。AR:黄芪;BR:白术;CRP:陈皮;CF:山楂;RS:莱菔子;SR:黄芩;OR:麦冬;RH:炼蜜;PR:防腐剂。Glc 为葡萄糖,Rha 为鼠李糖。

【成分分析】

（一）黄酮类成分分析

黄酮、黄烷酮、异黄酮、异黄烷酮、高异黄烷酮统称为黄酮类化合物，它们的母核具有高度的相似性（图1-2），其碎裂过程也相似。本研究共指证和确证了78个黄酮类成分，包括黄酮63个、黄烷酮8个、异黄酮4个、紫檀烷2个、高异黄烷酮1个。

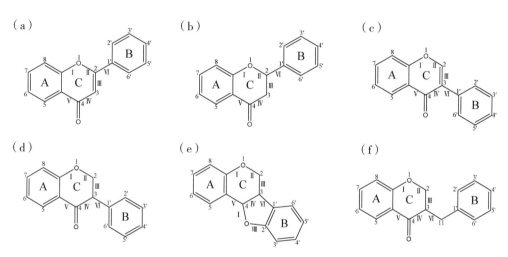

图1-2 黄酮类化合物母核结构

（a）黄酮；（b）黄烷酮；（c）异黄酮；（d）异黄烷酮；（e）紫檀烷；（f）高异黄烷酮。

1. 黄酮

黄酮母核的3个环中C环为杂氧环，同时含有1个醚键和1个羰基键，在断裂过程中易发生断裂。在液质联用中，关于黄酮类化合物的断裂行为研究比较多。本研究共确证和指证了63个黄酮类成分，具体又分为黄酮苷元类28个，C-O键型黄酮糖苷类9个，C-C键型黄酮糖苷类11个，黄酮糖酸苷类13个，双黄酮类1个和黄酮戊二酸糖苷1个。母核上的取代基通常有羟基和甲氧基，在可以被取代的共10个碳原子上，较易发生取代的是5号、7号、4′号位。C-O键型黄酮糖苷类以及黄酮糖酸苷类的糖基或糖酸基取代多发生在7号位；而C-C键型黄酮糖苷类的糖取代较多发生在6号、8号位。这63种黄酮类成分的结构及其取代基的位置如表1-3所示。

表 1-3 健儿消食口服液中黄酮类化合物的结构及其取代基的位置

Group	No.	Compounds	3	5	6	7	8	2'	3'	4'	5'	6'
	58	luteolin		-OH		-OH			-OH	-OH		
	68	viscidulin Ⅲ		-OH		-OH	-OCH$_3$	-OCH$_3$	-OH			-OH
	80	scutellarein		-OH	-OH	-OH				-OH		
	90	viscidulin Ⅱ		-OH		-OCH$_3$	-OCH$_3$	-OH		-OH		-OH
	94	kaempferol	-OH	-OH		-OH				-OH		
	97	norwogonin		-OH		-OH	-OH					
	100	scutevulin		-OH		-OH	-OCH$_3$	-OH				
	101	skullcapflavone		-OH	-OCH$_3$	-OCH$_3$	-OCH$_3$	-OH				-OCH$_3$
	102	baicalein		-OH	-OH	-OH						
aglycones	104	5,7,2'-trihydroxy-8,6'-dimethoxyflavone		-OH		-OH	-OCH$_3$	-OH				-OCH$_3$
	105	sinensetin		-OH	-OCH$_3$	-OCH$_3$			-OCH$_3$	-OCH$_3$		
	106	skullcapflavone Ⅱ		-OH	-OCH$_3$	-OCH$_3$	-OCH$_3$	-OH				-OCH$_3$
	107	isosinensetin		-OCH$_3$	-OCH$_3$	-OCH$_3$			-OCH$_3$	-OCH$_3$		
	108	5,6,7,3',4',5'-hexamethoxyflavone		-OCH$_3$	-OCH$_3$	-OCH$_3$			-OCH$_3$	-OCH$_3$	-OCH$_3$	
	109	3,3',4',5,6,8-hexamethoxyflavone	-OCH$_3$	-OCH$_3$	-OCH$_3$		-OCH$_3$		-OCH$_3$	-OCH$_3$		
	110	wogonin		-OH		-OH	-OCH$_3$					
	111	5,7-dihydroxy-8,2'-dimethoxyflavone		-OH		-OH	-OCH$_3$	-OCH$_3$				
	112	4',5,6,7-tetramethoxyflavone		-OCH$_3$	-OCH$_3$	-OCH$_3$				-OCH$_3$		
	113	chrysin		-OH		-OH						
	116	nobiletin		-OCH$_3$	-OCH$_3$	-OCH$_3$			-OCH$_3$	-OCH$_3$		

续上表

Group	No.	Compounds	3	5	6	7	8	2'	3'	4'	5'	6'
aglycones	117	oroxylin A		-OH	-OCH₃	-OH						
	118	skullcapflavone I		-OH	-OCH₃	-OCH₃	-OCH₃	-OH				
	119	3,5,6,7,8,3',4'-heptamethphoxyflavone	-OCH₃	-OCH₃	-OCH₃	-OCH₃	-OCH₃		-OCH₃	-OCH₃		
	121	tenaxin I		-OH	-OCH₃	-OCH₃	-OCH₃	-OH				
	122	natsudaidain	-OH	-OCH₃	-OCH₃	-OCH₃	-OCH₃		-OCH₃	-OCH₃		
	123	tangeretin		-OCH₃	-OCH₃	-OCH₃	-OCH₃			-OCH₃		
	125	5-hydroxy-3,6,7,8,3',4'-hexamethoxyflavone	-OCH₃	-OH	-OCH₃	-OCH₃	-OCH₃		-OCH₃	-OCH₃		
	126	3,5,6,7,3',4'-hexamethoxyflavone	-OCH₃	-OCH₃	-OCH₃	-OCH₃			-OCH₃	-OCH₃		
glycosides (C-O)	36	luteolin-7-glucoside (cynaroside)		-OH		-OGlc			-OH	-OH		
	54	viscidulin III 2'-glucoside		-OH		-OH	-OCH₃	-OGlc			-OH	-OCH₃
	56	5,2',6'-trihydroxy-7,8-dimethoxyflavone 2'-glucoside		-OH		-OCH₃	-OCH₃	-OGlc				-OH
	62	rutin (quercetin 3-O-rutinoside)	-OGlc-6''-Rha	-OH		-OH			-OH	-OH		
	63	5,2',6'-trihydroxy-6,7,8-trimethoxy flavone 2'-O-glucopyranoside		-OH	-OCH₃	-OCH₃	-OCH₃	-OGlc				-OH
	69	rhoifolin		-OH		-OGlc-2''-Rha				-OH		
	70	isorhamnetin 3-O-neohesperidoside	-OGlc-2''-Rha	-OH		-OH			-OCH₃	-OH		
	86	wogonin 7-O-glucoside		-OH		-OGlc	-OCH₃					
	98	natsudaidain 3-glucoside	-OGlc	-OCH₃	-OCH₃	-OCH₃	-OCH₃		-OCH₃	-OCH₃		

续上表

Group	No.	Compounds	3	5	6	7	8	2'	3'	4'	5'	6'
	29	luteolin-6,8-di-C-glucoside(lucenin-2)		-OH	-Glc	-OH	-Glc		-OH	-OH		
	35	vicenin-2（apigenin-6,8-di-C-glucoside）		-OH	-Glc	-OH	-Glc			-OH		
	39	diosmetin-6,8-di-C-glucoside		-OH	-Glc	-OH	-Glc		-OH	-OCH₃		
	40	chrysoeriol-6,8-di-C-glucoside		-OH	-Glc	-OH	-Glc		-OCH₃	-OH		
	42	isoschaftoside(apigenin 6-C-arabinosyl-8-C-glucoside)		-OH	-Ara	-OH	-Glc			-OH		
glycosides (C-C)	43	schaftoside（apigenin 8-C-arabinosyl-6-C-glucoside)		-OH	-Glc	-OH	-Ara			-OH		
	49	chrysin-6,8-di-c-glucoside		-OH	-Glc	-OH	-Glc					
	55	chrysin 6-C-arabinoside 8-C-glucoside		-OH	-Ara	-OH	-Glc					
	60	chrysin 6-C-glucoside 8-C-arabinoside		-OH	-Glc	-OH	-Ara					
	64	flavone, 5,7-dihydroxy-6c-glucoside		-OH	-Glc-6"-Glc	-OH						
	67	chrysin 8-C-glucoside		-OH		-OH	-Glc					

续上表

Group	No.	Compounds	3	5	6	7	8	2'	3'	4'	5'	6'
	59	scutellarin		-OH	-OH	-OGLCa				-OH		
	76	5,7,2'-trihydroxy-6-methoxyflavone 7-glucuronide		-OH	-OCH$_3$	-OGLCa		-OH				
	77	baicalin		-OH	-OH	-OGLCa						
	78	5,2',6'-trihydroxy-7,8-dimethoxyflavone 2'-glucuronide		-OH		-OCH$_3$	-OCH$_3$	-OGLCa				-OH
	82	norwogonin7-O-glucuronide		-OH		-OGLCa	-OH					
	84	5,6,7-trihydroxy-8-methoxyflavone-7-glucuronide		-OH	-OH	-OGLCa	-OCH$_3$					
glucuronides	85	chrysin-7-O-β-D-glucuronide		-OH		-OGLCa						
	87	oroxyloside(oroxylin-7-O-glucuronide)		-OH	-OCH$_3$	-OGLCa						
	88	5,7,8-trihydroxy-6-methoxyflavone-7-glucuronide		-OH	-OCH$_3$	-OGLCa	-OH					
	89	norwogonin 8-O-glucuronide		-OH		-OH	-OGLCa					
	91	wogonoside		-OH		-OGLCa	-OCH$_3$					
	92	apigenin 7-glucuronide		-OH		-OGLCa				-OH		
	96	5,7-dihydroxy-6,8-dimethoxyfavone-7-O-glucuronide		-OH	-OCH$_3$	-OGLCa	-OCH$_3$					

续上表

Group	No.	Compounds	3	5	6	7	8	2'	3'	4'	5'	6'
others	99	natsudaidain 3-(4-O-3-hydroxy-3-methylglutaroylglucoside)	$-OC_{12}H_{18}O_9$	$-OCH_3$	$-OCH_3$	$-OCH_3$	$-OCH_3$		$-OCH_3$	$-OCH_3$		
	120	8,8″-bisbaicalein		$-OH$	$-OH$	$-OH$	$-$ baicalein					

注：Glc：葡萄糖基；Ara：阿拉伯糖基；GLCa：葡萄糖醛酸基；Rha：鼠李糖基；baicalein：黄芩素基。

1) 黄酮苷元

黄酮苷元分子结构中仅存在黄酮的母核结构如图 1－2（a）所示，未发生糖、糖酸等的取代。本研究共确证和指证了 28 个黄酮苷元类化合物，根据此类化合物的质谱行为并参考文献，总结其断裂规律如下：苷元主要以 RDA 裂解方式裂解，并可以伴随小分子 H_2O、CH_3、CH_4O 等的脱落。以黄芩素为例，黄酮苷元类化合物的裂解方式如图 1－3 所示。

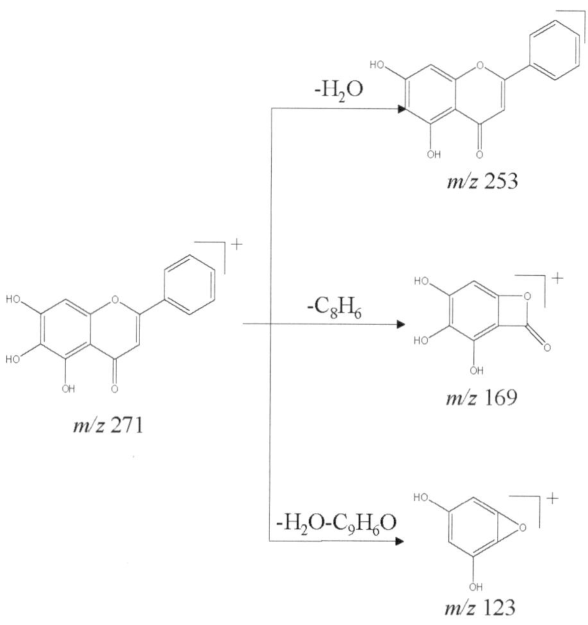

图 1－3　黄芩素的裂解方式

化合物 58：准分子离子峰 $[M+H]^+$ 为 m/z 287.0546（$C_{15}H_{10}O_6$），保留时间为 16.86 min。对其进行离子解析（图 1－4），m/z 153.0177 推测为准分子离子峰丢失一分子 $C_8H_6O_2$ 产生。根据该化合物的精确分子量、质谱行为并比对数据库，推测该化合物为木犀草素[1]。

化合物 68：准分子离子峰 $[M+H]^+$ 为 m/z 347.0745（$C_{17}H_{14}O_8$），保留时间为 17.83 min。对其进行离子解析（图 1－5），m/z 332.0535 推测为准分子离子峰丢失一分子 CH_3 产生，m/z 317.0305 推测为准分子离子峰丢失两分子 CH_3 产生，m/z 314.0431 推测为准分子离子峰丢失一分子 CH_3 和一分子 H_2O 产生，m/z 183.0279 推测为准分子离子峰丢失一分子 $C_9H_8O_3$ 产生。根据该化合物的精确分子量、质谱行为并比对数据库，推测该化合物为粘毛黄芩素Ⅲ[1]。

化合物 80：准分子离子峰 $[M+H]^+$ 为 m/z 287.0533（$C_{15}H_{10}O_6$），保留时间为 20.02 min。对其进行离子解析（图 1－6），m/z 169.0126 推测为准分子离子峰

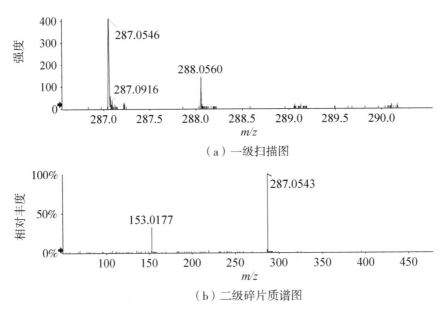

（a）一级扫描图

（b）二级碎片质谱图

图1-4 化合物58正模式下一级扫描图及二级碎片质谱图

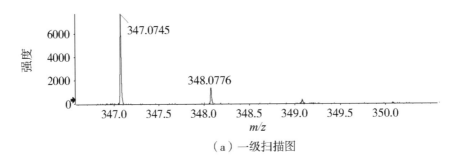

（a）一级扫描图

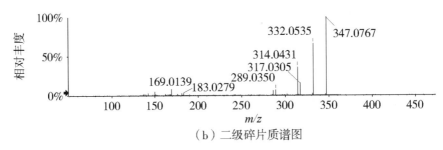

（b）二级碎片质谱图

图1-5 化合物68正模式下一级扫描图及二级碎片质谱图

丢失一分子 C_8H_6O 产生，m/z 153.0185 推测为准分子离子峰丢失一分子 $C_8H_6O_2$ 产生。比对数据库，并用对照品确证，该化合物为野黄芩素。

化合物90：准分子离子峰 $[M+H]^+$ 为 m/z 331.0785（$C_{17}H_{14}O_7$），保留时间为 21.48 min。对其进行离子解析（图1-7），m/z 316.0568 推测为准分子离子峰

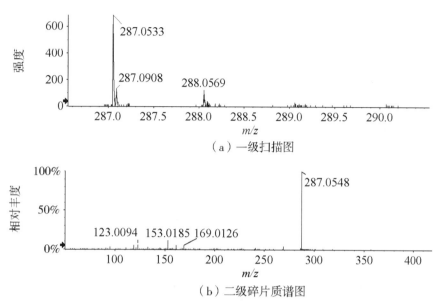

（a）一级扫描图

（b）二级碎片质谱图

图1-6　化合物80正模式下一级扫描图及二级碎片质谱图

丢失一分子 CH_3 产生，m/z 169.0129 推测为准分子离子峰丢失一分子 $C_8H_6O_2$ 和一分子 CO 产生。根据该化合物的精确分子量、质谱行为和参考文献[2]，推测该化合物为粘毛黄芩素Ⅱ（2′，5，6′-三羟基-7，8-二甲氧基黄酮）。

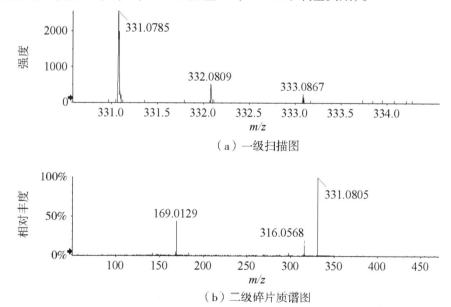

（a）一级扫描图

（b）二级碎片质谱图

图1-7　化合物90正模式下一级扫描图及二级碎片质谱图

化合物94：准分子离子峰 [M＋H]⁺ 为 m/z 287.0533（$C_{15}H_{10}O_6$），保留时间为 22.17 min。对其进行离子解析（图1-8），m/z 153.0163 推测为准分子离子峰

丢失一分子 $C_8H_6O_2$ 产生。比对数据库，并用对照品确证，该化合物为山奈酚。

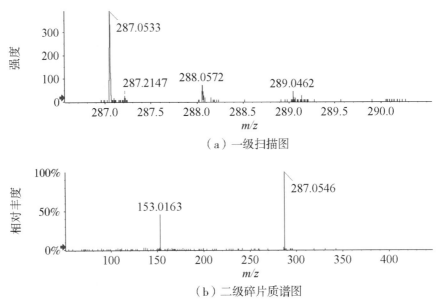

（a）一级扫描图

（b）二级碎片质谱图

图 1-8　化合物 94 正模式下一级扫描图及二级碎片质谱图

化合物 97：准分子离子峰 $[M+H]^+$ 为 m/z 271.0593（$C_{15}H_{10}O_5$），保留时间为 22.40 min。对其进行离子解析（图 1-9），m/z 169.0124 推测为准分子离子峰丢失一分子 C_8H_6 产生。根据该化合物的精确分子量、质谱行为和参考文献[1]，推测该化合物为去甲汉黄芩素。

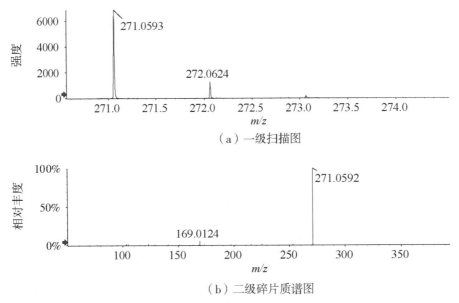

（a）一级扫描图

（b）二级碎片质谱图

图 1-9　化合物 97 正模式下一级扫描图及二级碎片质谱图

化合物 100：准分子离子峰 $[M+H]^+$ 为 m/z 301.0692（$C_{16}H_{12}O_6$），保留时间为 22.93 min。对其进行离子解析（图 1−10），m/z 286.0462 推测为准分子离子峰丢失一分子 CH_3 产生，m/z 183.9997 推测为准分子离子峰丢失一分子 C_8H_6O 产生，m/z 156.0049 推测为准分子离子峰丢失一分子 $C_9H_6O_2$ 产生。根据该化合物的精确分子量、质谱行为和参考文献[3]，推测该化合物为半枝莲素（韧黄芩素Ⅱ）。

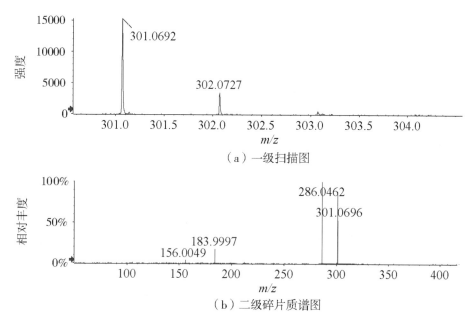

（a）一级扫描图

（b）二级碎片质谱图

图 1−10　化合物 100 正模式下一级扫描图及二级碎片质谱图

化合物 101：准分子离子峰 $[M+H]^+$ 为 m/z 345.0953（$C_{18}H_{16}O_7$），保留时间为 23.25 min。对其进行离子解析（图 1−11），m/z 330.0736 推测为准分子离子峰丢失一分子 CH_3 产生，m/z 315.0493 推测为准分子离子峰丢失两分子 CH_3 产生，m/z 312.0607 推测为准分子离子峰丢失一分子 CH_3 和一分子 H_2O 产生，m/z 197.0433 推测为准分子离子峰丢失一分子 $C_9H_8O_2$ 产生。根据该化合物的精确分子量、质谱行为和参考文献[4]，推测该化合物为黄芩黄酮。

化合物 102：准分子离子峰 $[M+H]^+$ 为 m/z 271.0594（$C_{15}H_{10}O_5$），保留时间为 23.29 min。对其进行离子解析（图 1−12），m/z 253.0489 推测为准分子离子峰丢失一分子 H_2O 产生，m/z 169.0132 推测为准分子离子峰丢失一分子 C_8H_6 产生，m/z 123.0078 推测为准分子离子峰丢失一分子 H_2O 和一分子 C_9H_6O 产生。比对数据库，并用对照品确证该化合物为黄芩素。

化合物 104：准分子离子峰 $[M+H]^+$ 为 m/z 331.0799（$C_{17}H_{14}O_7$），保留时间为 23.54 min。对其进行离子解析（图 1−13），m/z 316.0533 推测为准分子离子峰丢失一分子 CH_3 产生，m/z 301.0341 推测为准分子离子峰丢失两分子 CH_3 产生，

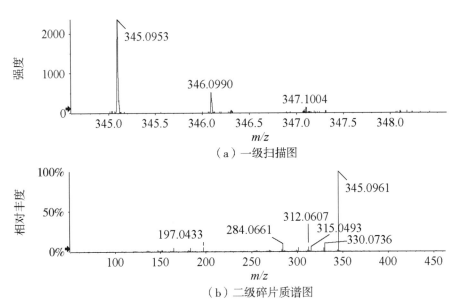

（a）一级扫描图

（b）二级碎片质谱图

图 1-11 化合物 101 正模式下一级扫描图及二级碎片质谱图

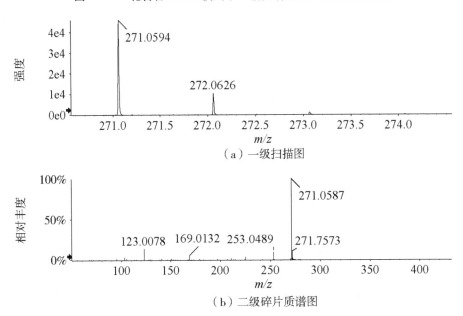

（a）一级扫描图

（b）二级碎片质谱图

图 1-12 化合物 102 正模式下一级扫描图及二级碎片质谱图

m/z 298.0459 推测为准分子离子峰丢失一分子 CH_3 和一分子 H_2O 产生，m/z 182.9913 推测为准分子离子峰丢失两分子 CH_3 和一分子 C_8H_6O 产生，m/z 180.0039 推测为准分子离子峰丢失一分子 CH_3、一分子 H_2O 和一分子 C_8H_6O 产生。根据该化合物的精确分子量、质谱行为和参考文献[5]，推测该化合物为 5，7，2′-三羟基 -8，6′-二甲氧基黄酮。

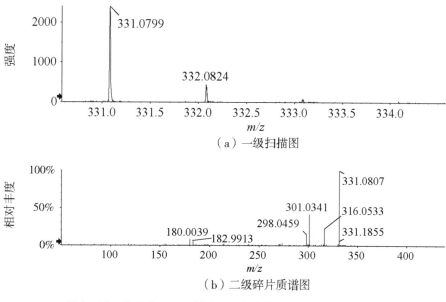

（a）一级扫描图

（b）二级碎片质谱图

图 1-13　化合物 104 正模式下一级扫描图及二级碎片质谱图

化合物 105：准分子离子峰 $[M+H]^+$ 为 m/z 373.1266（$C_{20}H_{20}O_7$），保留时间为 23.95 min。对其进行离子解析（图 1-14），m/z 358.1009 推测为准分子离子峰丢失一分子 CH_3 产生，m/z 343.0804 推测为准分子离子峰丢失两分子 CH_3 产生。根据该化合物的精确分子量、质谱行为和参考文献[6]，推测该化合物为甜橙黄酮（5，6，7，3'，4'-五甲氧基黄酮）。

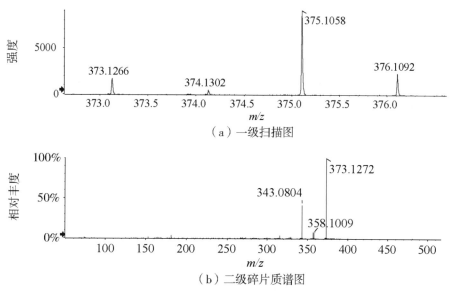

（a）一级扫描图

（b）二级碎片质谱图

图 1-14　化合物 105 正模式下一级扫描图及二级碎片质谱图

化合物106：准分子离子峰 [M + H]⁺ 为 m/z 375.1062（$C_{19}H_{18}O_8$），保留时间为24.04 min。对其进行离子解析（图1-15），m/z 360.0825 推测为准分子离子峰丢失一分子 CH_3 产生，m/z 345.0583 推测为准分子离子峰丢失两分子 CH_3 产生，m/z 327.0491 推测为准分子离子峰丢失两分子 CH_3 和一分子 H_2O 产生，m/z 227.0543 推测为准分子离子峰丢失一分子 $C_9H_8O_2$ 产生，m/z 197.0077 推测为准分子离子峰丢失一分子 $C_9H_8O_2$ 和两分子 CH_3 产生。根据该化合物的精确分子量、质谱行为和参考文献[5]，推测该化合物为黄芩新素（黄芩黄酮Ⅱ）。

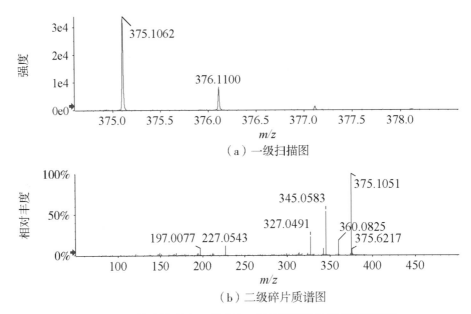

（a）一级扫描图

（b）二级碎片质谱图

图1-15　化合物106正模式下一级扫描图及二级碎片质谱图

化合物107：准分子离子峰 [M + H]⁺ 为 m/z 373.1272（$C_{20}H_{20}O_7$），保留时间为24.30 min。对其进行离子解析（图1-16），m/z 343.0803 推测为准分子离子峰丢失两分子 CH_3 产生，m/z 312.0985 推测为准分子离子峰丢失两分子 CH_3 和一分子 CH_3O 产生。根据该化合物的精确分子量、质谱行为和参考文献[6]，推测该化合物为异橙黄酮（3′，4′，5，7，8-五甲氧基黄酮）。

化合物108：准分子离子峰 [M + H]⁺ 为 m/z 403.1377（$C_{21}H_{22}O_8$），保留时间为24.38 min。对其进行离子解析（图1-17），m/z 388.1159 推测为准分子离子峰丢失一分子 CH_3 产生，m/z 373.0920 推测为准分子离子峰丢失两分子 CH_3 产生，m/z 370.1053 推测为准分子离子峰丢失一分子 CH_3 和一分子 H_2O 产生。根据该化合物的精确分子量、质谱行为和参考文献[7]，推测该化合物为5，6，7，3′，4′，5′-六甲氧基黄酮。

化合物109：准分子离子峰 [M + H]⁺ 为 m/z 403.1380（$C_{21}H_{22}O_8$），保留时间

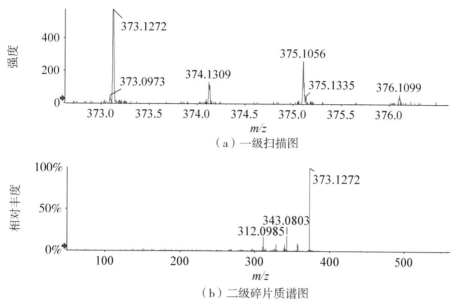

（a）一级扫描图

（b）二级碎片质谱图

图1-16 化合物107正模式下一级扫描图及二级碎片质谱图

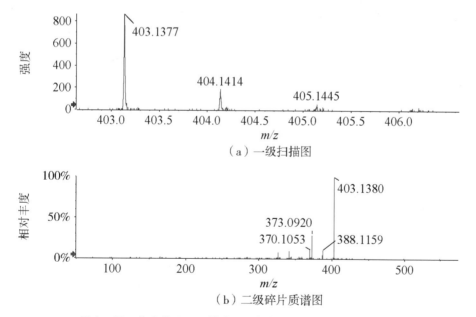

（a）一级扫描图

（b）二级碎片质谱图

图1-17 化合物108正模式下一级扫描图及二级碎片质谱图

为24.67 min。对其进行离子解析（图1-18），m/z 387.1080推测为准分子离子峰丢失一分子CH_4产生，m/z 373.0909推测为准分子离子峰丢失两分子CH_3产生。根据该化合物的精确分子量、质谱行为和参考文献[8]，推测该化合物为3，3′，4′，5，6，8-六甲氧基黄酮。

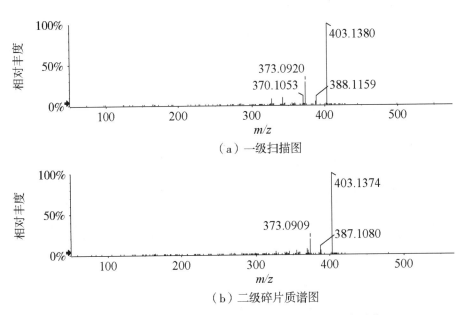

图1-18 化合物109 正模式下一级扫描图及二级碎片质谱图

化合物110：准分子离子峰［M＋H］⁺为 m/z 285.0745（$C_{16}H_{12}O_5$），保留时间为25.05 min。对其进行离子解析（图1-19），m/z 270.0505推测为准分子离子峰丢失一分子 CH_3 产生，m/z 252.0398推测为准分子离子峰丢失一分子 CH_3 和一分子 H_2O 产生。比对数据库，并用对照品确证，该化合物为汉黄芩素。

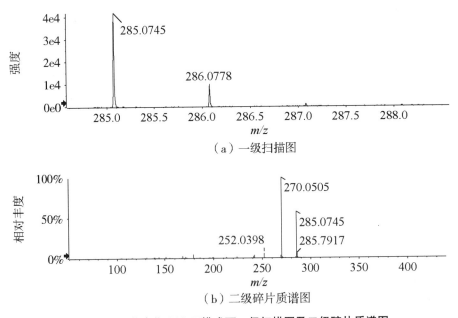

图1-19 化合物110 正模式下一级扫描图及二级碎片质谱图

化合物 111：准分子离子峰［M + H］$^+$为 m/z 315.0855（$C_{17}H_{14}O_6$），保留时间为 25.19 min。对其进行离子解析（图 1-20），m/z 300.0621 推测为准分子离子峰丢失一分子 CH_3 产生，m/z 285.0384 推测为准分子离子峰丢失两分子 CH_3 产生，m/z 282.0515 推测为准分子离子峰丢失一分子 CH_3 和一分子 H_2O 产生，m/z 257.0441 推测为准分子离子峰丢失两分子 CH_3 和一分子 CO 产生，m/z 182.9926 推测为准分子离子峰丢失一分子 C_9H_8O 产生，m/z 154.9976 推测为准分子离子峰丢失一分子 $C_{10}H_8O_2$ 产生。根据该化合物的精确分子量、质谱行为和参考文献[9]，推测该化合物为 5，7 - 二羟基 - 8，2′ - 二甲氧基黄酮。

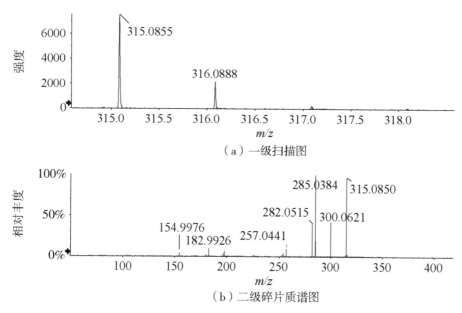

图 1-20　化合物 111 正模式下一级扫描图及二级碎片质谱图

化合物 112：准分子离子峰［M + H］$^+$为 m/z 343.1170（$C_{19}H_{18}O_6$），保留时间为 25.30 min。对其进行离子解析（图 1-21），m/z 328.0921 推测为准分子离子峰丢失一分子 CH_3 产生，m/z 313.0696 推测为准分子离子峰丢失两分子 CH_3 产生，m/z 285.0760 推测为准分子离子峰丢失两分子 CH_3 和一分子 CO 产生，m/z 181.0117 推测为准分子离子峰丢失两分子 CH_3 和一分子 C_9H_8O 产生。根据该化合物的精确分子量、质谱行为和参考文献[6]，推测该化合物为 4′，5，6，7 - 四甲氧基黄酮。

化合物 113：准分子离子峰［M + H］$^+$为 m/z 255.0644（$C_{15}H_{10}O_4$），保留时间为 25.54 min。对其进行离子解析（图 1-22），m/z 153.0178 推测为准分子离子峰丢失一分子 C_8H_6 产生。比对数据库，并用对照品确证，该化合物为白杨素（5，7 - 二羟基黄酮）。

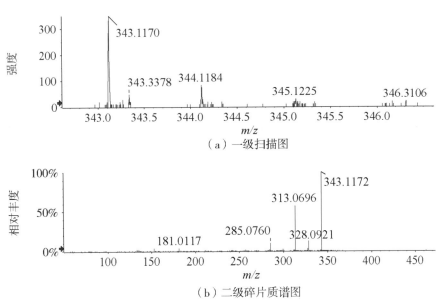

（a）一级扫描图

（b）二级碎片质谱图

图1-21　化合物112正模式下一级扫描图及二级碎片质谱图

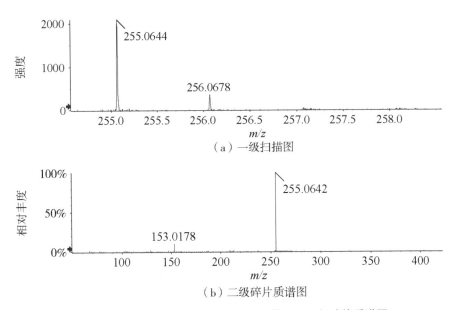

（a）一级扫描图

（b）二级碎片质谱图

图1-22　化合物113正模式下一级扫描图及二级碎片质谱图

化合物116：准分子离子峰［M＋H］$^+$为 m/z 403.1371（$C_{21}H_{22}O_8$），保留时间为25.65 min。对其进行离子解析（图1-23），m/z 388.1144 推测为准分子离子峰丢失一分子 CH_3 产生，m/z 373.0904 推测为准分子离子峰丢失两分子 CH_3 产生，m/z 355.0808 推测为准分子离子峰丢失两分子 CH_3 和一分子 H_2O 产生。比对数据库，并用对照品确证，该化合物为川陈皮素（5，6，7，8，3′，4′-六甲氧基黄酮）。

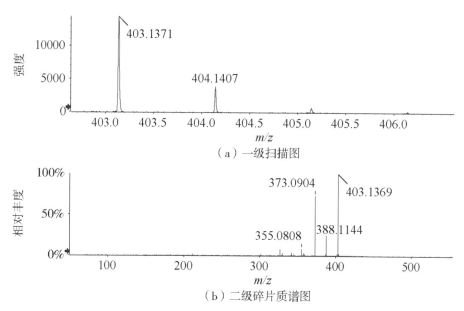

图1-23 化合物116正模式下一级扫描图及二级碎片质谱图

化合物117：离子峰［M + Na］⁺为m/z 307.0564（$C_{16}H_{12}O_5$），保留时间为25.67 min。对其进行离子解析（图1-24），m/z 292.0345推测为准分子离子峰丢失一分子CH_3产生，m/z 271.1767推测为准分子离子峰丢失两分子H_2O产生，m/z 249.1464推测为准分子离子峰丢失两分子H_2O产生，m/z 231.1346推测为准分子离子峰丢失三分子H_2O产生。根据该化合物的精确分子量、质谱行为和参考文献[5]，推测该化合物为千层纸素A。

化合物118：准分子离子峰［M + H］⁺为m/z 315.0857（$C_{17}H_{14}O_6$），保留时间为25.81 min。对其进行离子解析（图1-25），m/z 300.0629推测为准分子离子峰丢失一分子CH_3产生，m/z 282.0528推测为准分子离子峰丢失一分子CH_3和一分子H_2O产生，m/z 254.0569推测为准分子离子峰丢失一分子CH_3、一分子H_2O和一分子CO产生，m/z 197.0432推测为准分子离子峰丢失一分子C_8H_6O产生。根据该化合物的精确分子量、质谱行为和参考文献[10]，推测该化合物为黄芩黄酮I。

化合物119：准分子离子峰［M + H］⁺为m/z 433.1474（$C_{22}H_{24}O_9$），保留时间为25.99 min。对其进行离子解析（图1-26），m/z 418.1241推测为准分子离子峰丢失一分子CH_3产生，m/z 403.1000推测为准分子离子峰丢失两分子CH_3产生，m/z 385.0903推测为准分子离子峰丢失两分子CH_3和一分子H_2O产生。根据该化合物的精确分子量、质谱行为和参考文献[6]，推测该化合物为3，5，6，7，8，3′，4′-七甲氧基黄酮。

化合物121：准分子离子峰［M + H］⁺为m/z 345.0960（$C_{18}H_{16}O_7$），保留时间为26.36 min。对其进行离子解析（图1-27），m/z 330.0727推测为准分子离子峰

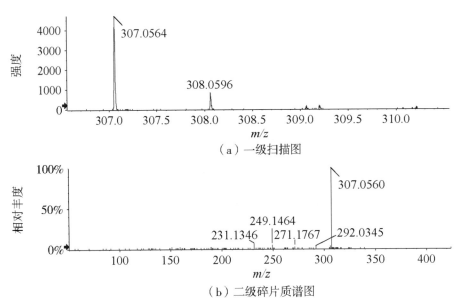

（a）一级扫描图

（b）二级碎片质谱图

图1-24 化合物117正模式下一级扫描图及二级碎片质谱图

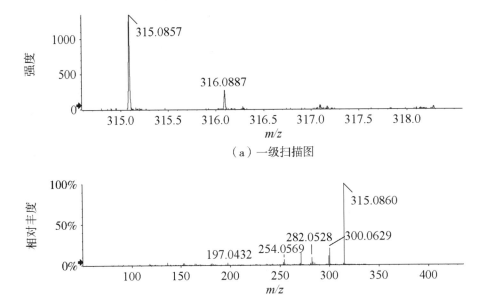

（a）一级扫描图

（b）二级碎片质谱图

图1-25 化合物118正模式下一级扫描图及二级碎片质谱图

丢失一分子 CH_3 产生，m/z 315.0486 推测为准分子离子峰丢失两分子 CH_3 产生，m/z 312.0610 推测为准分子离子峰丢失一分子 CH_3 和一分子 H_2O 产生，m/z 297.0379 推测为准分子离子峰丢失两分子 CH_3 和一分子 H_2O 产生，m/z 197.0072 推测为准分子离子峰丢失一分子 $C_9H_8O_2$ 产生。根据该化合物的精确分子量、质谱

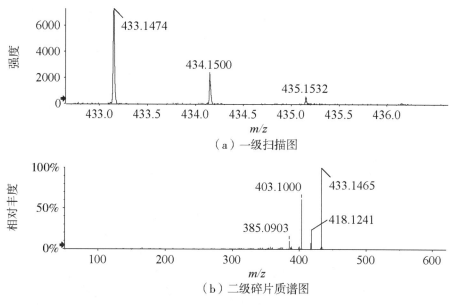

（a）一级扫描图

（b）二级碎片质谱图

图1-26 化合物119正模式下一级扫描图及二级碎片质谱图

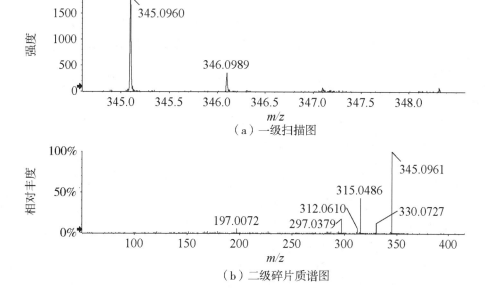

（a）一级扫描图

（b）二级碎片质谱图

图1-27 化合物121正模式下一级扫描图及二级碎片质谱图

行为和参考文献[11]，推测该化合物为韧黄芩素Ⅰ。

化合物122：准分子离子峰［M+H］$^+$为 m/z 419.1320（$C_{21}H_{22}O_9$），保留时间为26.38 min。对其进行离子解析（图1-28），m/z 404.1088推测为准分子离子峰丢失一分子 CH_3 产生，m/z 389.0861推测为准分子离子峰丢失两分子 CH_3 产生，m/z 361.0885推测为准分子离子峰丢失两分子 CH_3 和一分子 CO 产生。根据该化合物的精确分子量、质谱行为和参考文献[12]，推测该化合物为柚皮黄素（3 - 羟基 - 5，6，7，8，3′，4′ - 六甲氧基黄酮）。

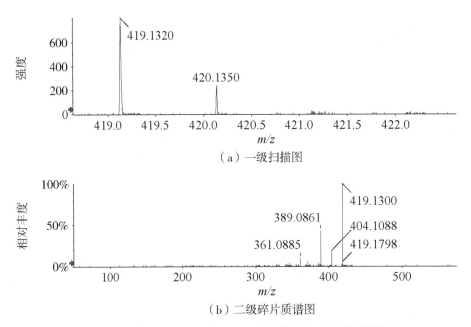

（a）一级扫描图

（b）二级碎片质谱图

图 1 - 28　化合物 122 正模式下一级扫描图及二级碎片质谱图

化合物 123：准分子离子峰 [M + H]⁺ 为 m/z 373.1257（$C_{20}H_{20}O_7$），保留时间为 26.88 min。对其进行离子解析（图 1 - 29），m/z 358.1021 推测为准分子离子峰丢失一分子 CH_3 产生，m/z 343.0793 推测为准分子离子峰丢失两分子 CH_3 产生，m/z 325.0673 推测为准分子离子峰丢失两分子 CH_3 和一分子 H_2O 产生。比对数据库，并用对照品确证，该化合物为桔皮素（5，6，7，8，4′ - 五甲氧基黄酮）。

化合物 125：准分子离子峰 [M + H]⁺ 为 m/z 419.1305（$C_{21}H_{22}O_9$），保留时间为 27.22 min。对其进行离子解析（图 1 - 30），m/z 404.1017 推测为准分子离子峰丢失一分子 CH_3 产生，m/z 389.0855 推测为准分子离子峰丢失两分子 CH_3 产生，m/z 371.0754 推测为准分子离子峰丢失两分子 CH_3 和一分子 CO 产生，m/z 361.0857 推测为准分子离子峰丢失两分子 CH_3 和一分子 CO 产生。根据该化合物的精确分子量、质谱行为和参考文献[13]，推测该化合物为 5 - 羟基 - 3，6，7，8，3′，4′ - 六甲氧基黄酮。

化合物 126：准分子离子峰 [M + H]⁺ 为 m/z 403.1364（$C_{21}H_{22}O_8$），保留时间为 27.31 min。对其进行离子解析（图 1 - 31），m/z 388.1174 推测为准分子离子峰丢失一分子 CH_3 产生，m/z 373.0892 推测为准分子离子峰丢失两分子 CH_3 产生，m/z 355.0764 推测为准分子离子峰丢失两分子 CH_3 和一分子 H_2O 产生。根据该化合物的精确分子量、质谱行为和参考文献[14]，推测该化合物为 3，5，6，7，3′，

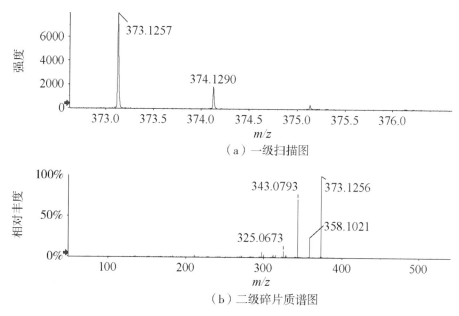

（a）一级扫描图

（b）二级碎片质谱图

图 1-29　化合物 123 正模式下一级扫描图及二级碎片质谱图

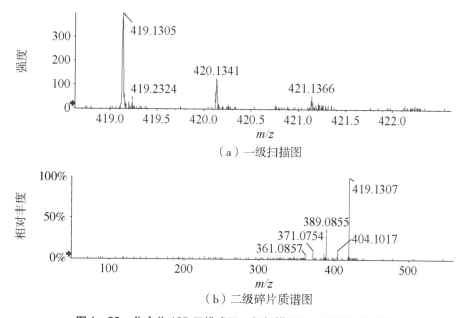

（a）一级扫描图

（b）二级碎片质谱图

图 1-30　化合物 125 正模式下一级扫描图及二级碎片质谱图

4′-六甲氧基黄酮。

2）黄酮糖苷类

本研究共确证和指证了黄酮糖苷类成分 20 个，具体又可以分为 C-O 键型 9 个，C-C 键型 11 个。黄酮糖苷类根据其糖基与黄酮母核连接键（C-C、C-O）

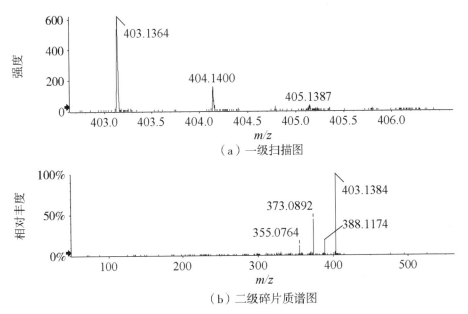

（a）一级扫描图

（b）二级碎片质谱图

图1-31　化合物126正模式下一级扫描图及二级碎片质谱图

以及所连糖的种类（如葡萄糖－Glc、鼠李糖－Rha、芸香糖－Glc－Rha）的不同，会产生不同分子量的碎片。因C－C键型黄酮糖苷类与C－O键型黄酮糖苷类化合物的二级碎片有较为明显的差别，我们分别进行讨论。

（1）C－O键型黄酮糖苷类。若糖基与黄酮苷元以C－O键连接，则整个糖基较易脱落，进而产生相应分子量的碎片，如糖基含有葡萄糖产生比分子离子峰少162的碎片，糖基含有鼠李糖则产生比分子离子峰少146的碎片，若糖基既含有葡萄糖又含有鼠李糖，则糖基会依次掉落，分别产生比分子离子峰少146和308的碎片。糖基掉落后的苷元相对较难再发生RDA断裂，故相应碎片等的响应值较低或没有响应；若苷元还含有甲氧基取代，则会失去甲基产生分子量少15的碎片。以野漆树苷为例，C－O键型黄酮糖苷类化合物的断裂方式如图1-32所示。

化合物36：准分子离子峰［M＋H］$^+$为m/z 449.1066（$C_{21}H_{20}O_{11}$），保留时间为13.59 min。对其进行离子解析（图1-33），m/z 287.0539推测为准分子离子峰丢失一分子Glc产生，m/z 153.0149推测为准分子离子峰丢失一分子Glc和一分子$C_8H_6O_2$产生。根据该化合物的精确分子量、质谱行为和参考文献[15]，推测其为木犀草素－7－葡萄糖苷（木犀草苷）。

化合物54：准分子离子峰［M＋H］$^+$为m/z 509.1268（$C_{23}H_{24}O_{13}$），保留时间为15.89 min。对其进行离子解析（图1-34），m/z 347.0750推测为准分子离子峰丢失一分子Glc产生，m/z 332.0499推测为准分子离子峰丢失一分子Glc和一分子CH_3产生。根据该化合物的精确分子量、质谱行为和参考文献[4]，推测其为粘毛黄芩素Ⅲ 2′－葡萄糖苷。

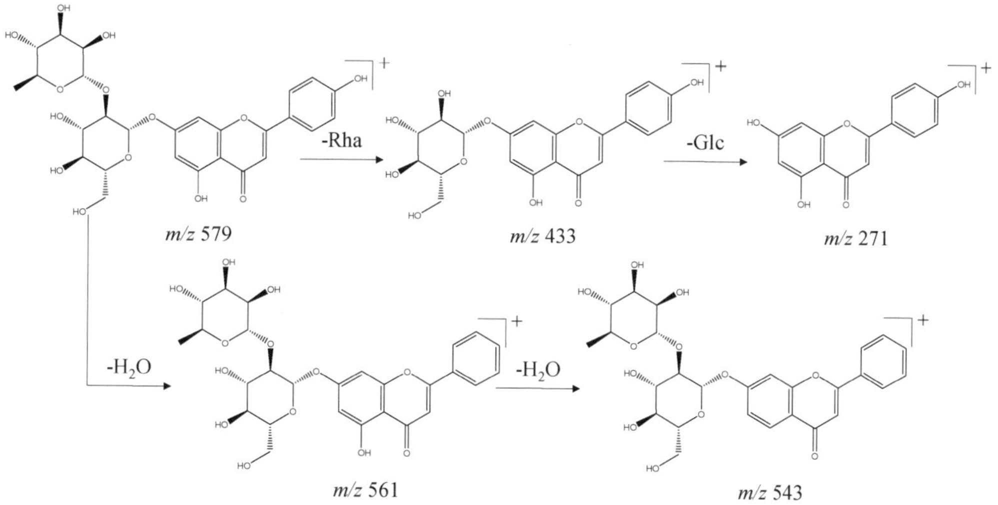

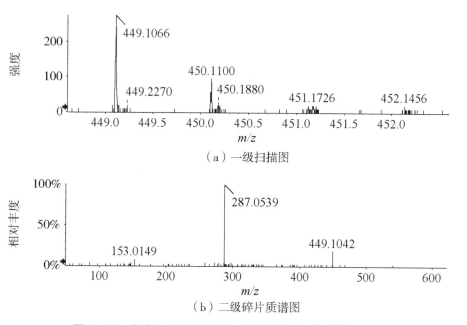

图 1-32 野漆树苷的裂解方式

（a）一级扫描图

（b）二级碎片质谱图

图 1-33 化合物 36 正模式下一级扫描图及二级碎片质谱图

化合物 56：准分子离子峰 [M+H]$^+$ 为 m/z 493.1321（$C_{23}H_{24}O_{12}$），保留时间为 16.37 min。对其进行离子解析（图 1-35），m/z 331.0802 推测为准分子离子峰丢失一分子 Glc 产生，m/z 316.0561 推测为准分子离子峰丢失一分子 Glc 和一分子 CH_3 产生，m/z 197.0379 推测为准分子离子峰丢失一分子 Glc 和一分子 $C_8H_6O_2$ 产生。根据该化合物的精确分子量、质谱行为和参考文献[16]，推测该化合物为 5，2′，6′-三羟基-7，8-二甲氧基黄酮-2′-O-β 吡喃葡糖苷。

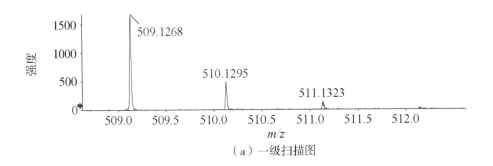

（a）一级扫描图

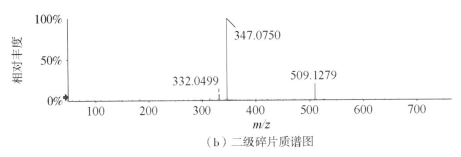

（b）二级碎片质谱图

图 1-34　化合物 54 正模式下一级扫描图及二级碎片质谱图

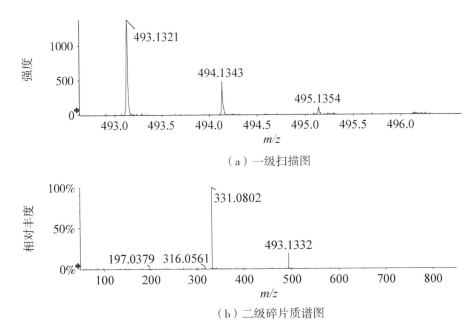

（a）一级扫描图

（b）二级碎片质谱图

图 1-35　化合物 56 正模式下一级扫描图及二级碎片质谱图

化合物 62：准分子离子峰 $[M+H]^+$ 为 m/z 611.1589（$C_{27}H_{30}O_{16}$），保留时间

为 17. 14 min。对其进行离子解析（图 1 - 36），m/z 465. 1234 推测为准分子离子峰丢失一分子 Rha 产生，m/z 449. 1406 推测为准分子离子峰丢失一分子 $C_6H_{10}O_5$ 产生，m/z 303. 0842 推测为准分子离子峰丢失一分子 Glc 和一分子 Rha 产生。比对数据库，并根据该化合物的对照品确证，该化合物为芦丁（槲皮素 3 - O - 芸香糖苷）。

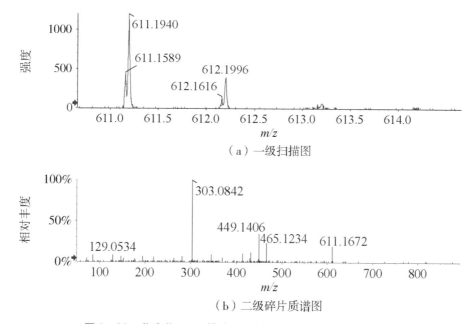

（a）一级扫描图

（b）二级碎片质谱图

图 1 - 36　化合物 62 正模式下一级扫描图及二级碎片质谱图

化合物 63：准分子离子峰 [M + H]$^+$ 为 m/z 523. 1439（$C_{24}H_{26}O_{12}$），保留时间为 17. 16 min。对其进行离子解析（图 1 - 37），m/z 361. 0914 推测为准分子离子峰丢失一分子 Glc 产生，m/z 346. 0620 推测为准分子离子峰丢失一分子 Glc 和一分子 CH_3 产生，m/z 331. 0445 推测为准分子离子峰丢失一分子 Glc 和两分子 CH_3 产生，m/z 313. 0394 推测为准分子离子峰丢失一分子 Glc 和三分子 CH_3 产生。根据该化合物的精确分子量、质谱行为和参考文献[17]，推测该化合物为 5，2′，6′ - 三羟基 - 6，7，8 - 三甲氧基黄酮 - 2′ - O - 吡喃葡萄糖苷。

化合物 69：准分子离子峰 [M + H]$^+$ 为 m/z 579. 1678（$C_{27}H_{30}O_{14}$），保留时间为 17. 95 min。对其进行离子解析（图 1 - 38），m/z 561. 1537 推测为准分子离子峰丢失一分子 H_2O 产生，m/z 543. 1609 推测为准分子离子峰丢失两分子 H_2O 产生，m/z 433. 1066 推测为准分子离子峰丢失一分子 Rha 产生，m/z 271. 0586 推测为准分子离子峰丢失一分子 Rha 和一分子 Glc 产生。比对数据库，并用对照品确证，该化合物为野漆树苷。

化合物 70：准分子离子峰 [M + H]$^+$ 为 m/z 625. 1746（$C_{28}H_{32}O_{16}$），保留时间

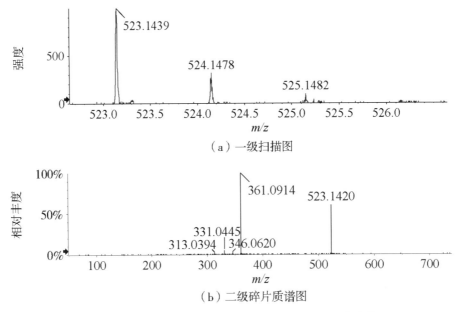

（a）一级扫描图

（b）二级碎片质谱图

图 1-37　化合物 63 正模式下一级扫描图及二级碎片质谱图

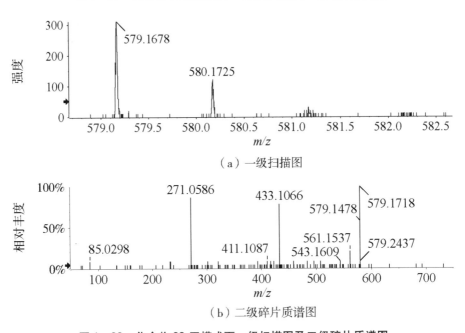

（a）一级扫描图

（b）二级碎片质谱图

图 1-38　化合物 69 正模式下一级扫描图及二级碎片质谱图

为 18.05 min。对其进行离子解析（图 1-39），m/z 479.1171 推测为准分子离子峰丢失一分子 Rha 产生，m/z 317.0640 推测为准分子离子峰丢失一分子 Rha 和一分子 Glc 产生。比对数据库，并用对照品确证，该化合物为异鼠李素 3-O-新橙皮苷。

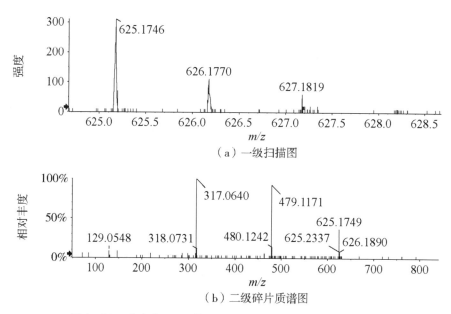

（a）一级扫描图

（b）二级碎片质谱图

图 1-39　化合物 70 正模式下一级扫描图及二级碎片质谱图

化合物 86：准分子离子峰 [M＋H]$^+$ 为 m/z 447.1272（C$_{22}$H$_{22}$O$_{10}$），保留时间为 21.02 min。对其进行离子解析（图 1-40），m/z 285.0753 推测为准分子离子峰丢失一分子 Glc 产生，m/z 270.0508 推测为准分子离子峰丢失一分子 Glc 和一分子 CH$_3$ 产生。根据该化合物的精确分子量、质谱行为和参考文献[18]，推测该化合物为汉黄芩素-7-O-葡萄糖苷。

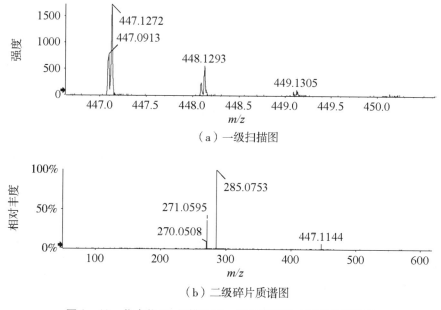

（a）一级扫描图

（b）二级碎片质谱图

图 1-40　化合物 86 正模式下一级扫描图及二级碎片质谱图

化合物98：准分子离子峰 [M + H]$^+$ 为 m/z 581.1831（$C_{27}H_{32}O_{14}$），保留时间为 22.46 min。对其进行离子解析（图 1 - 41），m/z 419.1324 推测为准分子离子峰丢失一分子 Glc 产生，m/z 404.1048 推测为准分子离子峰丢失一分子 Glc 和一分子 CH$_3$ 产生，m/z 389.0819 推测为准分子离子峰丢失一分子 Glc 和两分子 CH$_3$ 产生。根据该化合物的精确分子量、质谱行为和参考文献[19]，推测该化合物为柚皮黄素 - 3 - 葡萄糖苷。

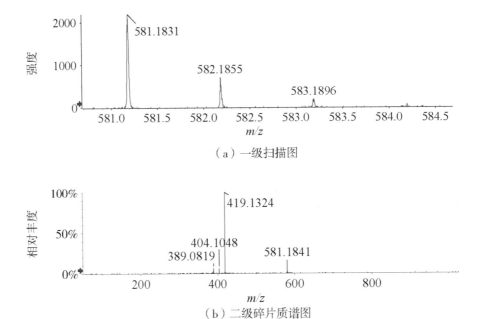

（a）一级扫描图

（b）二级碎片质谱图

图 1 - 41　化合物 98 正模式下一级扫描图及二级碎片质谱图

（2）C - C 键型黄酮糖苷类。若糖与苷元以 C - C 键连接，整个糖基较难脱落，糖基内部先发生断裂，产生分子量为 90、120、150 的碎片。以白杨素 6 - C - 葡萄糖 8 - C - 阿拉伯糖苷为例，C - C 键型黄酮糖苷类化合物的断裂方式如图 1 - 42 所示。

化合物29：准分子离子峰 [M + H]$^+$ 为 m/z 611.1580（$C_{27}H_{30}O_{16}$），保留时间为 12.55 min。对其进行离子解析（图 1 - 43），m/z 593.1415 推测为准分子离子峰丢失一分子 H$_2$O 产生，m/z 575.1351 推测为准分子离子峰丢失两分子 H$_2$O 产生，m/z 473.1098 推测为准分子离子峰丢失一分子 H$_2$O 和一分子 $C_4H_8O_4$ 产生，m/z 353.0659 推测为准分子离子峰丢失一分子 H$_2$O 和两分子 $C_4H_8O_4$ 产生。根据该化合物的精确分子量、质谱行为和参考文献[12]，推测该化合物为木犀草素 - 6，8 - 二 - C - 葡萄糖苷。

化合物35：准分子离子峰 [M + H]$^+$ 为 m/z 595.1648（$C_{27}H_{30}O_{15}$），保留时间

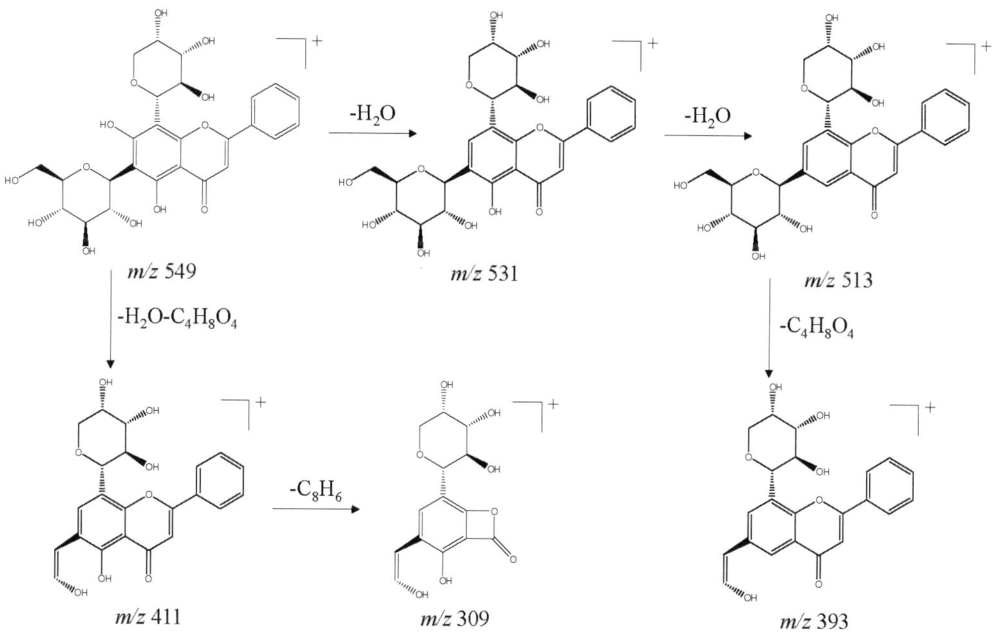

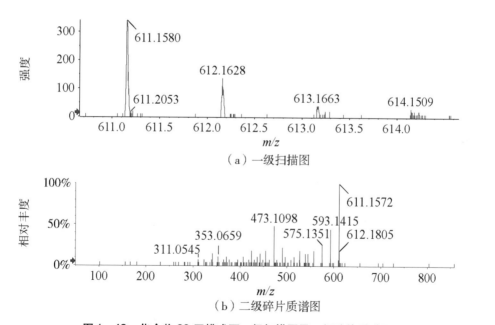

图 1－42　白杨素 6－C－葡萄糖 8－C－阿拉伯糖苷的裂解方式

（a）一级扫描图

（b）二级碎片质谱图

图 1－43　化合物 29 正模式下一级扫描图及二级碎片质谱图

为 13.52 min。对其进行离子解析（图 1－44），*m/z* 577.1551 推测为准分子离子峰丢失一分子 H_2O 产生，*m/z* 559.1417 推测为准分子离子峰丢失两分子 H_2O 产生，*m/z* 457.1127 推测为准分子离子峰丢失一分子 H_2O 和一分子 $C_4H_8O_4$，*m/z*

427.1006 推测为准分子离子峰丢失一分子 H_2O 和一分子 $C_5H_{10}O_5$ 产生，m/z 325.0671 推测为准分子离子峰丢失一分子 $C_5H_{10}O_5$ 和一分子 $C_4H_8O_4$ 产生。根据该化合物的精确分子量、质谱行为和参考文献[6]，推测该化合物为维采宁 – 2（芹菜素 – 6，8 – 二 – C – 葡萄糖苷）。

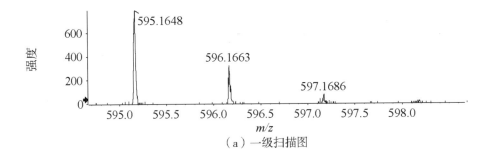

（a）一级扫描图

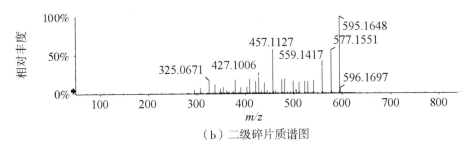

（b）二级碎片质谱图

图 1 – 44　化合物 35 正模式下一级扫描图及二级碎片质谱图

化合物 39：准分子离子峰 [M + H]⁺ 为 m/z 625.1731（$C_{28}H_{32}O_{16}$），保留时间为 14.01 min。对其进行离子解析（图 1 – 45），m/z 607.1612 推测为准分子离子峰丢失一分子 H_2O 产生，m/z 589.1516 推测为准分子离子峰丢失两分子 H_2O 产生，m/z 505.1377 推测为准分子离子峰丢失一分子 $C_4H_8O_4$ 产生，m/z 487.1180 推测为准分子离子峰丢失一分子 H_2O 和一分子 $C_4H_8O_4$ 产生，m/z 469.1072 推测为准分子离子峰丢失两分子 H_2O 和一分子 $C_4H_8O_4$ 产生，m/z 385.0866 推测为准分子离子峰丢失两分子 $C_4H_8O_4$ 产生，m/z 337.0677 推测为准分子离子峰丢失两分子 H_2O、一分子 $C_4H_8O_4$ 和一分子 C_9H_8O 产生。根据该化合物的精确分子量、质谱行为和参考文献[6]，推测该化合物为香叶木素 – 6，8 – 二 – C – 葡萄糖苷。

化合物 40：准分子离子峰 [M + H]⁺ 为 m/z 625.1744（$C_{28}H_{32}O_{16}$），保留时间为 14.27 min。对其进行离子解析（图 1 – 46），m/z 607.1661 推测为准分子离子峰丢失一分子 H_2O 产生，m/z 487.1202 推测为准分子离子峰丢失一分子 H_2O 和一分子 $C_4H_8O_4$ 产生，m/z 439.1015 推测为准分子离子峰丢失两分子 H_2O 和一分子 $C_5H_{10}O_5$ 产生，m/z 355.0819 推测为准分子离子峰丢失一分子 H_2O、一分子 $C_4H_8O_4$ 和一分子 C_9H_8O 产生。根据该化合物的精确分子量、质谱行为和参考文献[6]，推测该化合物为金圣草黄素－6，8－二－C－葡萄糖苷。

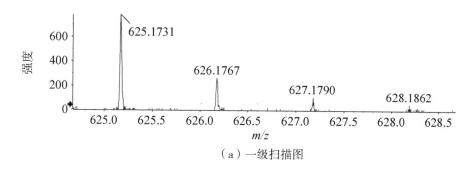

（a）一级扫描图

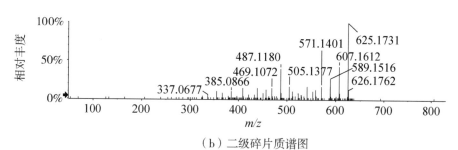

（b）二级碎片质谱图

图1-45 化合物39正模式下一级扫描图及二级碎片质谱图

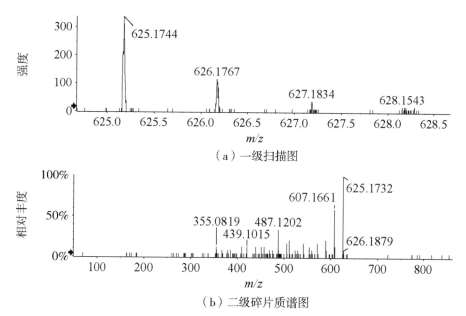

化合物 42：准分子离子峰 $[M+H]^+$ 为 m/z 565.1519（$C_{26}H_{28}O_{14}$），保留时间为 14.63 min。对其进行离子解析（图 1-47），m/z 547.1405 推测为准分子离子峰丢失一分子 H_2O 产生，m/z 529.1305 推测为准分子离子峰丢失两分子 H_2O 产生，m/z 511.1244 推测为准分子离子峰丢失三分子 H_2O 产生，m/z 427.1005 推测为准分子离子峰丢失一分子 H_2O 和一分子 $C_4H_8O_4$ 产生，m/z 409.0890 推测为准分子离子峰丢失两分子 H_2O 和一分子 $C_4H_8O_4$ 产生，m/z 391.0776 推测为准分子离子峰丢失三分子 H_2O 和一分子 $C_4H_8O_4$ 产生，m/z 325.0731 推测为准分子离子峰丢失两分子 $C_4H_8O_4$ 产生。根据该化合物的精确分子量、质谱行为并比对数据库，推测该化合物为异夏佛塔苷（芹菜素 6-C-阿拉伯糖基-8-C-葡萄糖苷）[1]。

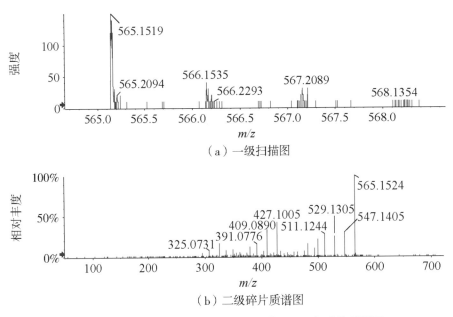

（a）一级扫描图

（b）二级碎片质谱图

图 1-47 化合物 42 正模式下一级扫描图及二级碎片质谱图

化合物 43：准分子离子峰 $[M+H]^+$ 为 m/z 565.1522（$C_{26}H_{28}O_{14}$），保留时间为 14.91 min。对其进行离子解析（图 1-48），m/z 547.1393 推测为准分子离子峰丢失一分子 H_2O 产生，m/z 529.1303 推测为准分子离子峰丢失两分子 H_2O 产生，m/z 511.1269 推测为准分子离子峰丢失三分子 H_2O 产生，m/z 379.0799 推测为准分子离子峰丢失两分子 H_2O 和一分子 $C_5H_{10}O_5$ 产生。根据该化合物的精确分子量、质谱行为并比对数据库，推测该化合物为夏佛塔苷（芹菜素 8-C-阿拉伯糖基-6-C-葡萄糖苷）[20]。

化合物 49：准分子离子峰 $[M+H]^+$ 为 m/z 579.1681（$C_{27}H_{30}O_{14}$），保留时间为 15.24 min。对其进行离子解析（图 1-49），m/z 561.1575 推测为准分子离子峰丢失一分子 H_2O 产生，m/z 459.1257 推测为准分子离子峰丢失一分子 $C_4H_8O_4$ 产

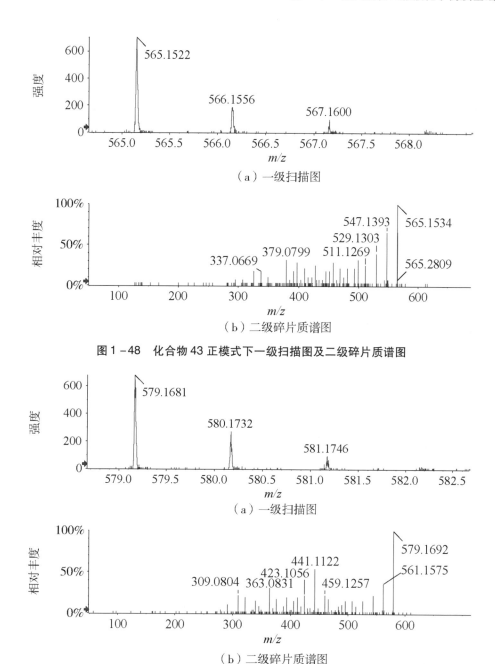

图 1-48　化合物 43 正模式下一级扫描图及二级碎片质谱图

图 1-49　化合物 49 正模式下一级扫描图及二级碎片质谱图

生，m/z 441.1122 推测为准分子离子峰丢失一分子 H_2O 和一分子 $C_4H_8O_4$ 产生，m/z 423.1056 推测为准分子离子峰丢失两分子 H_2O 和一分子 $C_4H_8O_4$ 产生，m/z 363.0831 推测为准分子离子峰丢失两分子 H_2O、一分子 $C_2H_4O_2$ 和一分子 $C_4H_8O_4$ 产生，m/z 309.0804 推测为准分子离子峰丢失一分子 $C_4H_8O_4$ 和一分子 $C_5H_{10}O_5$ 产

生。根据该化合物的精确分子量、质谱行为及参考文献[21]，推测该化合物为白杨素 - 6，8 - 二 - C - 葡萄糖苷。

化合物 55：准分子离子峰 [M + H]⁺ 为 m/z 549.1584（$C_{26}H_{28}O_{13}$），保留时间为 16.02 min。对其进行离子解析（图 1 - 50），m/z 531.1483 推测为准分子离子峰丢失一分子 H_2O 产生，m/z 513.1385 推测为准分子离子峰丢失两分子 H_2O 产生，m/z 495.1279 推测为准分子离子峰丢失三分子 H_2O 产生，m/z 411.1076 推测为准分子离子峰丢失一分子 H_2O 和一分子 $C_4H_8O_4$ 产生，m/z 393.0970 推测为准分子离子峰丢失两分子 H_2O 和一分子 $C_4H_8O_4$ 产生，m/z 375.0869 推测为准分子离子峰丢失三分子 H_2O 和一分子 $C_4H_8O_4$ 产生，m/z 309.0753 推测为准分子离子峰丢失一分子 H_2O、一分子 $C_4H_8O_4$ 和一分子 C_8H_6 产生。根据该化合物的精确分子量、质谱行为，并用对照品确证，该化合物为白杨素 6 - C - 阿拉伯糖 8 - C - 葡萄糖苷。

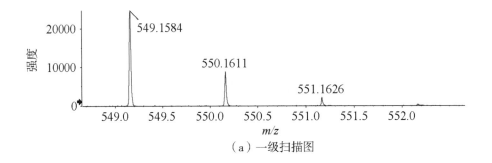

（a）一级扫描图

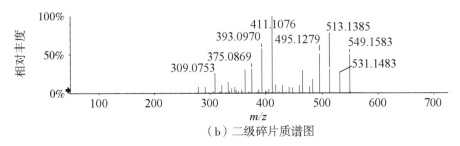

（b）二级碎片质谱图

图 1 - 50　化合物 55 正模式下一级扫描图及二级碎片质谱图

化合物 60：准分子离子峰 [M + H]⁺ 为 m/z 549.1587（$C_{26}H_{28}O_{13}$），保留时间为 16.97 min。对其进行离子解析（图 1 - 51），m/z 531.1470 推测为准分子离子峰丢失一分子 H_2O 产生，m/z 513.1368 推测为准分子离子峰丢失两分子 H_2O 产生，m/z 495.1266 推测为准分子离子峰丢失三分子 H_2O 产生，m/z 429.1136 推测为准分子离子峰丢失一分子 $C_4H_8O_4$ 产生，m/z 411.1039 推测为准分子离子峰丢失一分子 H_2O 和一分子 $C_4H_8O_4$ 产生，m/z 393.0958 推测为准分子离子峰丢失两分子 H_2O 和一分子 $C_4H_8O_4$ 产生，m/z 381.0959 推测为准分子离子峰丢失一分子 H_2O 和一分子 $C_5H_{10}O_5$ 产生，m/z 363.0851 推测为准分子离子峰丢失两分子 H_2O 和一分子

$C_5H_{10}O_5$ 产生，m/z 309.0746 推测为准分子离子峰丢失一分子 H_2O、一分子 $C_4H_8O_4$ 和一分子 C_8H_6 产生，m/z 279.0644 推测为准分子离子峰丢失一分子 H_2O、一分子 $C_5H_{10}O_5$ 和一分子 C_8H_6 产生。根据该化合物的精确分子量、质谱行为，并用对照品确证，该化合物为白杨素 6 – C – 葡萄糖 8 – C – 阿拉伯糖苷。

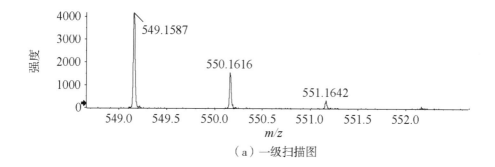

（a）一级扫描图

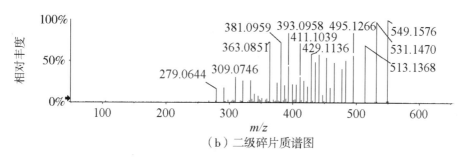

（b）二级碎片质谱图

图 1 – 51　化合物 60 正模式下一级扫描图及二级碎片质谱图

化合物 64：准分子离子峰 ［M + H］$^+$ 为 m/z 579.1666（$C_{27}H_{30}O_{14}$），保留时间为 17.24 min。对其进行离子解析（图 1 – 52），m/z 561.1526 推测为准分子离子峰丢失一分子 H_2O 产生，m/z 459.1373 推测为准分子离子峰丢失一分子 $C_4H_8O_4$ 产生，m/z 417.1125 推测为准分子离子峰丢失一分子 Glc 产生，m/z 399.1080 推测为准分子离子峰丢失一分子 H_2O 和一分子 Glc 产生，m/z 381.0976 推测为准分子离子峰丢失两分子 H_2O 和一分子 Glc 产生，m/z 363.0858 推测为准分子离子峰丢失三分子 H_2O 和一分子 Glc 产生，m/z 297.0753 推测为准分子离子峰丢失一分子 Glc 和一分子 $C_4H_8O_4$ 产生，m/z 267.0644 推测为准分子离子峰丢失一分子 Glc 和一分子 $C_5H_{10}O_5$ 产生，m/z 255.0664 推测为准分子离子峰丢失两分子 Glc 产生。根据该化合物的精确分子量、质谱行为，并结合白杨素 –6，8 – 二 – C – 葡萄糖苷的质谱行为，推测该化合物为白杨素 –6 – C – 龙胆苷。

化合物 67：准分子离子峰 ［M + H］$^+$ 为 m/z 417.1170（$C_{21}H_{20}O_9$），保留时间为 17.57 min。对其进行离子解析（图 1 – 53），m/z 399.1065 推测为准分子离子峰丢失一分子 H_2O 产生，m/z 381.0970 推测为准分子离子峰丢失两分子 H_2O 产生，

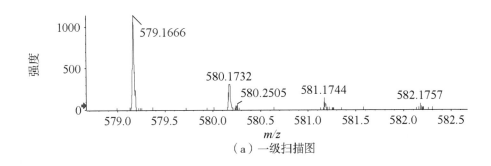

（a）一级扫描图

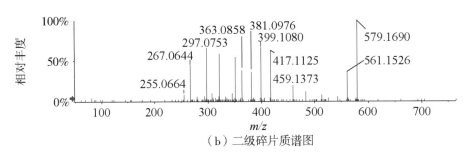

（b）二级碎片质谱图

图1-52 化合物64正模式下一级扫描图及二级碎片质谱图

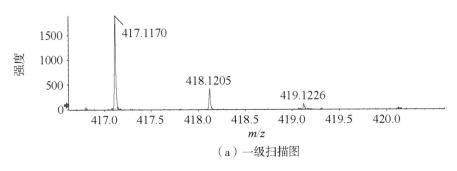

（a）一级扫描图

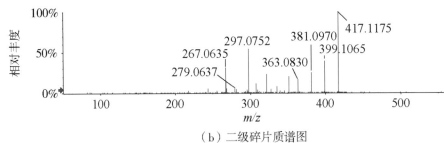

（b）二级碎片质谱图

图1-53 化合物67正模式下一级扫描图及二级碎片质谱图

m/z 363.0830 推测为准分子离子峰丢失三分子 H_2O 产生，m/z 297.0752 推测为准分子离子峰丢失一分子 H_2O 和一分子 C_8H_6 产生，m/z 279.0637 推测为准分子离子峰丢失两分子 H_2O 和一分子 C_8H_6 产生。根据该化合物的精确分子量、质谱行为并比对数据库，推测该化合物为白杨素 – 8 – C – 葡萄糖苷[1]。

3）黄酮糖酸苷类

本研究验证或确证黄酮糖酸苷类化合物共 13 个，它们都是黄酮苷元与葡萄糖酸以 C – O 键连接的，在断裂过程中，葡萄糖醛酸基易发生断裂产生比分子离子峰少 176 的碎片离子；丢失葡萄糖醛酸基后的黄酮苷元若含有甲氧基取代，则会进一步产生分子量少 15 的碎片离子峰。以千层纸素 A – 7 – O – β – D – 葡萄糖醛酸苷为例，黄酮糖酸苷类化合物的断裂方式如图 1 – 54 所示。

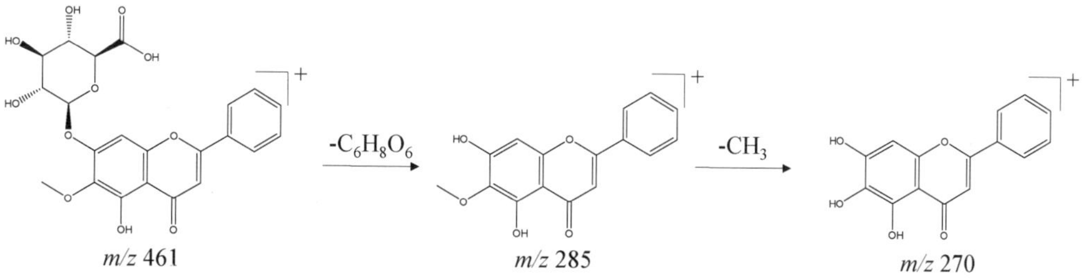

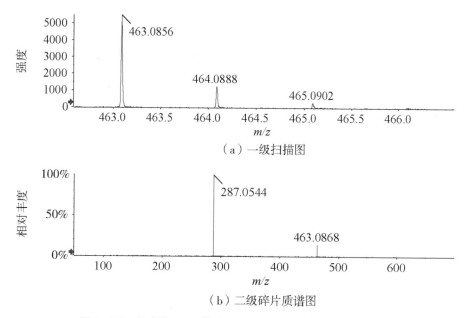

图 1 – 54　千层纸素 A – 7 – O – β – D – 葡萄糖醛酸苷的裂解方式

化合物 59：准分子离子峰 [M + H]$^+$ 为 m/z 463.0856（$C_{21}H_{18}O_{12}$），保留时间为 16.89 min。对其进行离子解析（图 1 – 55），m/z 287.0544 推测为准分子离子峰丢失一分子 $C_6H_8O_6$ 产生。比对数据库，并用对照品确证，该化合物为野黄芩苷。

（a）一级扫描图

（b）二级碎片质谱图

图 1 – 55　化合物 59 正模式下一级扫描图及二级碎片质谱图

化合物76：准分子离子峰［M＋H］$^+$为 m/z 477.1012（$C_{22}H_{20}O_{12}$），保留时间为 19.19 min。对其进行离子解析（图 1–56），m/z 301.0701 推测为准分子离子峰丢失一分子 $C_6H_8O_6$ 产生，m/z 286.0473 推测为准分子离子峰丢失一分子 $C_6H_8O_6$ 和一分子 CH_3 产生，m/z 183.0353 推测为准分子离子峰丢失一分子 $C_6H_8O_6$ 和一分子 C_8H_6O 产生。根据该化合物的精确分子量、质谱行为及参考文献[22]，推测其为 5，7，2′–三羟基–6–甲氧基黄酮 7–葡萄糖醛酸。

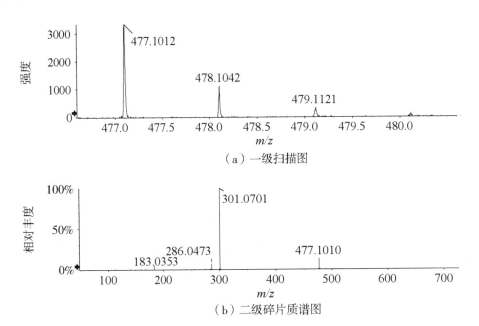

（a）一级扫描图

（b）二级碎片质谱图

图 1–56　化合物76 正模式下一级扫描图及二级碎片质谱图

化合物77：准分子离子峰［M＋H］$^+$为 m/z 447.0903（$C_{21}H_{18}O_{11}$），保留时间为 19.57 min。对其进行离子解析（图 1–57），m/z 271.0586 推测为准分子离子峰丢失一分子 $C_6H_8O_6$ 产生，m/z 253.0484 推测为准分子离子峰丢失一分子 $C_6H_8O_6$ 和一分子 H_2O 产生。用对照品确证，该化合物为黄芩苷。

化合物78：准分子离子峰［M＋H］$^+$为 m/z 507.1113（$C_{23}H_{22}O_{13}$），保留时间为 19.88 min。对其进行离子解析（图 1–58），m/z 331.0798 推测为准分子离子峰丢失一分子 $C_6H_8O_6$ 产生，m/z 316.0547 推测为准分子离子峰丢失一分子 $C_6H_8O_6$ 和一分子 CH_3 产生，m/z 301.0327 推测为准分子离子峰丢失一分子 $C_6H_8O_6$ 和两分子 CH_3 产生，m/z 298.0571 推测为准分子离子峰丢失一分子 $C_6H_8O_6$、一分子 CH_3 和一分子 H_2O 产生。根据该化合物的精确分子量、质谱行为及参考文献[23]，推测该化合物为 5，2′，6′–三羟基–7，8–二甲氧基黄酮–2′–O–葡萄糖醛酸苷。

化合物82：准分子离子峰［M＋H］$^+$为 m/z 447.0904（$C_{21}H_{18}O_{11}$），保留时间为 20.53 min。对其进行离子解析（图 1–59），m/z 271.0594 推测为准分子离子峰

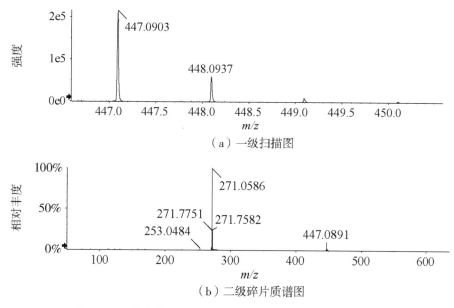

（a）一级扫描图

（b）二级碎片质谱图

图1-57　化合物77正模式下一级扫描图及二级碎片质谱图

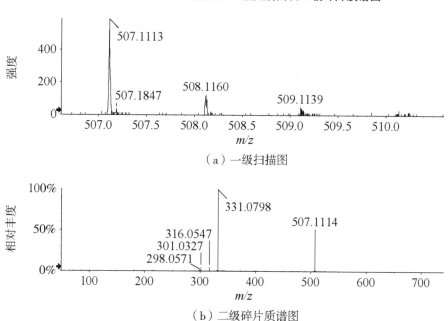

（a）一级扫描图

（b）二级碎片质谱图

图1-58　化合物78正模式下一级扫描图及二级碎片质谱图

丢失一分子 $C_6H_8O_6$ 产生。根据该化合物的精确分子量、质谱行为，比对数据库，并用对照品确证，该化合物为去甲汉黄芩素7-O-葡萄糖醛酸苷。

化合物84：准分子离子峰 $[M+H]^+$ 为 m/z 477.1007（$C_{22}H_{20}O_{12}$），保留时间为20.87 min。对其进行离子解析（图1-60），m/z 301.0698推测为准分子离子峰

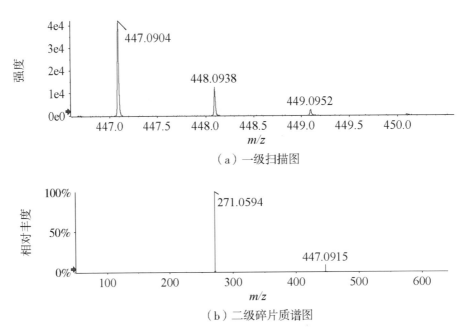

（a）一级扫描图

（b）二级碎片质谱图

图 1-59　化合物 82 正模式下一级扫描图及二级碎片质谱图

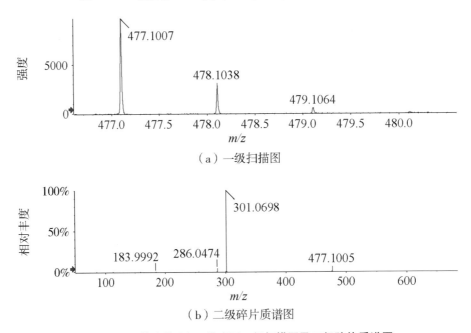

（a）一级扫描图

（b）二级碎片质谱图

图 1-60　化合物 84 正模式下一级扫描图及二级碎片质谱图

丢失一分子 $C_6H_8O_6$ 产生，m/z 286.0474 推测为准分子离子峰丢失一分子 $C_6H_8O_6$ 和一分子 CH_3 产生，m/z 183.9992 推测为准分子离子峰丢失一分子 $C_6H_8O_6$、一分子 CH_3 和一分子 C_8H_6 产生。根据该化合物的精确分子量、质谱行为及参考文献[24]，推测该化合物为 5，6，7 - 三羟基 - 8 - 甲氧基黄酮 - 7 - 葡萄糖醛酸。

化合物 85：准分子离子峰 ［M + H］⁺ 为 m/z 431.0952（$C_{21}H_{18}O_{10}$），保留时间为 20.96 min。对其进行离子解析（图 1 - 61），m/z 255.0643 推测为准分子离子峰丢失一分子 $C_6H_8O_6$ 产生。根据该化合物的精确分子量、质谱行为及参考文献[5]，推测其为白杨素 - 7 - O - β - 葡萄糖醛酸苷。

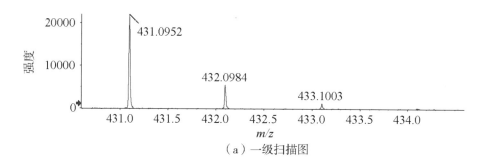

（a）一级扫描图

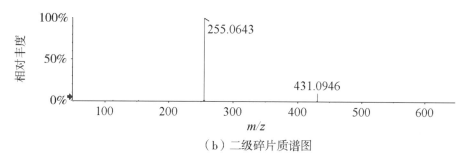

（b）二级碎片质谱图

图 1 - 61　化合物 85 正模式下一级扫描图及二级碎片质谱图

化合物 87：准分子离子峰 ［M + H］⁺ 为 m/z 461.1058（$C_{22}H_{20}O_{11}$），保留时间为 21.17 min。对其进行离子解析（图 1 - 62），m/z 285.0743 推测为准分子离子峰丢失一分子 $C_6H_8O_6$ 产生，m/z 270.0506 推测为准分子离子峰丢失一分子 $C_6H_8O_6$ 和一分子 CH_3 产生。根据该化合物的精确分子量、质谱行为及参考文献[5]，并用对照品确证，该化合物为千层纸素 A - 7 - O - β - D - 葡萄糖醛酸苷。

化合物 88：准分子离子峰 ［M + H］⁺ 为 m/z 477.1004（$C_{22}H_{20}O_{12}$），保留时间为 21.25 min。对其进行离子解析（图 1 - 63），m/z 301.0692 推测为准分子离子峰丢失一分子 $C_6H_8O_6$ 产生，m/z 286.0472 推测为准分子离子峰丢失一分子 $C_6H_8O_6$ 和一分子 CH_3 产生，m/z 183.9984 推测为准分子离子峰丢失一分子 $C_6H_8O_6$、一分子 CH_3 和一分子 C_8H_6 产生。根据该化合物的精确分子量、质谱行为及参考文献[24]，推测其为 5，7，8 - 三羟基 - 6 - 甲氧基黄酮 - 7 - 葡萄糖醛酸。

化合物 89：准分子离子峰 ［M + H］⁺ 为 m/z 447.0906（$C_{21}H_{18}O_{11}$），保留时间为 21.43 min。对其进行离子解析（图 1 - 64），m/z 271.0593 推测为准分子离子峰

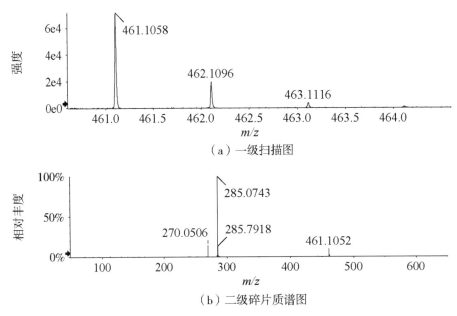

（a）一级扫描图

（b）二级碎片质谱图

图 1-62　化合物 87 正模式下一级扫描图及二级碎片质谱图

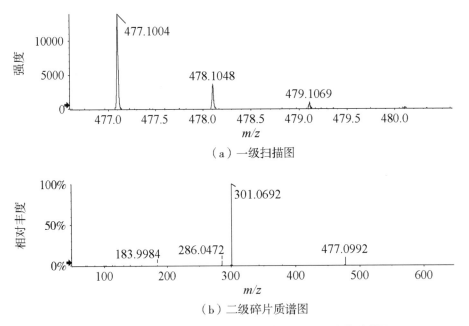

（a）一级扫描图

（b）二级碎片质谱图

图 1-63　化合物 88 正模式下一级扫描图及二级碎片质谱图

丢失一分子 $C_6H_8O_6$ 产生。根据该化合物的精确分子量、质谱行为及参考文献[25]，推测其为去甲黄芩素 8-O-葡萄糖醛酸苷。

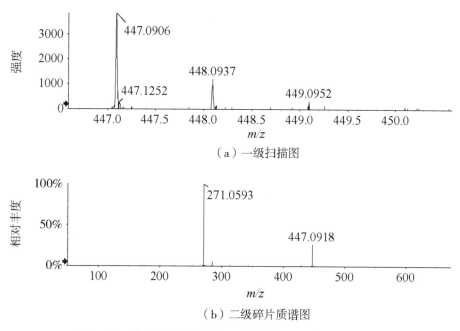

（a）一级扫描图

（b）二级碎片质谱图

图 1-64　化合物 89 正模式下一级扫描图及二级碎片质谱图

化合物 91：离子峰 [M + Na]$^+$ 为 m/z 483.0889（$C_{22}H_{20}O_{11}$），保留时间为 21.54 min。对其进行离子解析（图 1-65），m/z 307.0567 推测为离子峰丢失一分子 $C_6H_8O_6$ 产生，m/z 292.0332 推测为离子峰丢失一分子 $C_6H_8O_6$ 和一分子 CH_3 产生。用对照品确证，该化合物为汉黄芩苷。

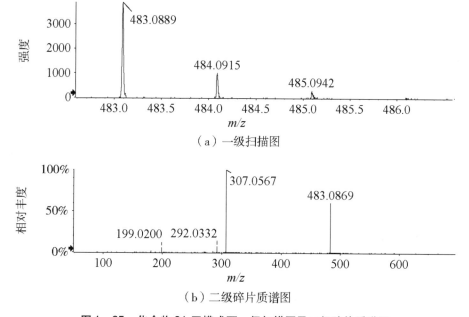

（a）一级扫描图

（b）二级碎片质谱图

图 1-65　化合物 91 正模式下一级扫描图及二级碎片质谱图

化合物 92：准分子离子峰 [M + H]+ 为 m/z 447.0908（$C_{21}H_{18}O_{11}$），保留时间为 21.84 min。对其进行离子解析（图 1 – 66），m/z 271.0589 推测为准分子离子峰丢失一分子 $C_6H_8O_6$ 产生。根据该化合物的精确分子量、质谱行为及参考文献[1]，推测其为芹菜素 7 – 葡萄糖醛酸苷。

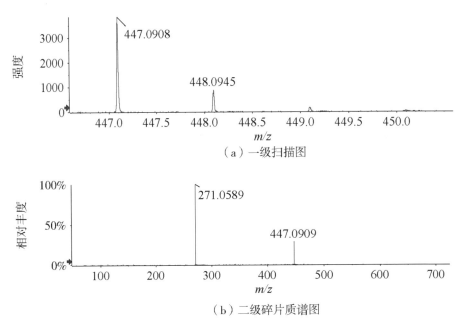

（a）一级扫描图

（b）二级碎片质谱图

图 1 – 66 化合物 92 正模式下一级扫描图及二级碎片质谱图

化合物 96：准分子离子峰 [M + H]+ 为 m/z 491.1160（$C_{23}H_{22}O_{12}$），保留时间为 22.33 min。对其进行离子解析（图 1 – 67），m/z 315.0852 推测为准分子离子峰丢失一分子 $C_6H_8O_6$ 产生，m/z 300.0613 推测为准分子离子峰丢失一分子 $C_6H_8O_6$ 和一分子 CH_3 产生，m/z 285.0387 推测为准分子离子峰丢失一分子 $C_6H_8O_6$ 和两分子 CH_3 产生，m/z 282.0501 推测为准分子离子峰丢失一分子 $C_6H_8O_6$、一分子 CH_3 和一分子 H_2O 产生。根据该化合物的精确分子量、质谱行为及参考文献[24]，推测其为 5，7 – 二羟基 – 6，8 – 二甲氧基黄酮 – 7 – O – 葡萄糖醛酸。

4）特殊黄酮类

除上述黄酮苷元类、黄酮糖苷类以及黄酮糖酸苷类成分外，本研究还指证了 2 个特殊结构的黄酮类成分——柚皮黄素 – 3 – （4 – O – 3 – 羟基 – 3 – 甲基戊二酸葡萄糖苷）和 8，8″ – 双黄芩素。柚皮黄素 – 3 – （4 – O – 3 – 羟基 – 3 – 甲基戊二酸葡萄糖苷）的特殊糖基与其黄酮苷元也是以 C – O 键连接，故在裂解过程中整个糖基结构会发生脱落。8，8″ – 双黄芩素的 2 个黄芩素结构是以 C – C 键相连接的，相对稳定，故在裂解过程中还是较易发生 RDA 裂解。柚皮黄素 – 3 – （4 – O – 3 – 羟基 – 3 – 甲基戊二酸葡萄糖苷）和 8，8″ – 双黄芩素的裂解方式分别如图 1 – 68 和图 1 – 69 所示。

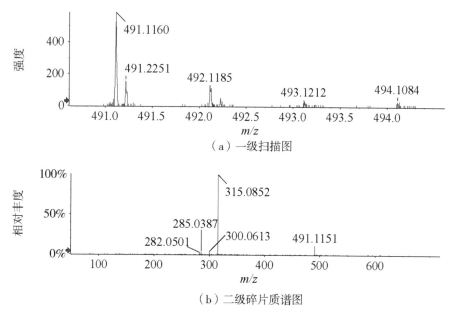

（a）一级扫描图

（b）二级碎片质谱图

图 1-67 化合物 96 正模式下一级扫描图及二级碎片质谱图

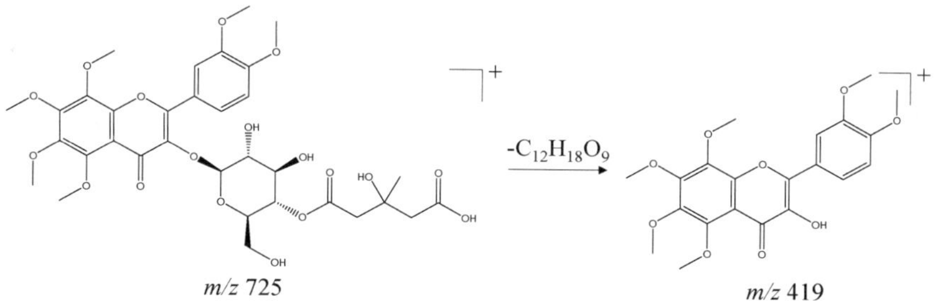

图 1-68 柚皮黄素 -3-（4-O-3-羟基-3-甲基戊二酸葡萄糖苷）的裂解方式

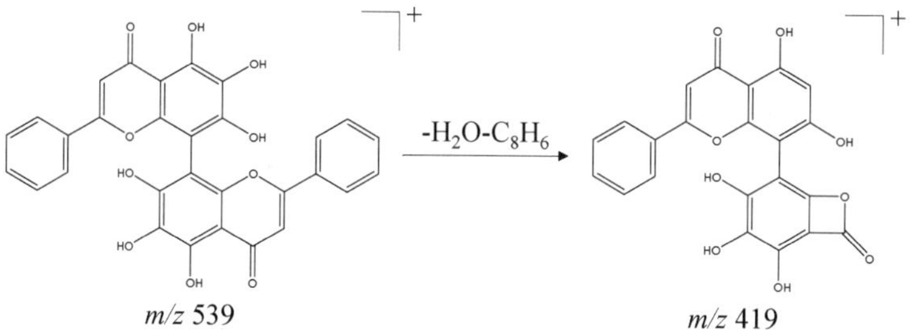

图 1-69 8,8″-双黄芩素的裂解方式

化合物 99：准分子离子峰 [M+H]$^+$ 为 m/z 725.2241（$C_{33}H_{40}O_{18}$），保留时间为 22.9 min。对其进行离子解析（图 1-70），m/z 419.1310 推测为准分子离子峰丢失一分子 $C_{12}H_{18}O_9$ 产生。根据该化合物的精确分子量、质谱行为及参考文献[26]，推测其为柚皮黄素-3-（4-O-3-羟基-3-甲基戊二酸葡萄糖苷）。

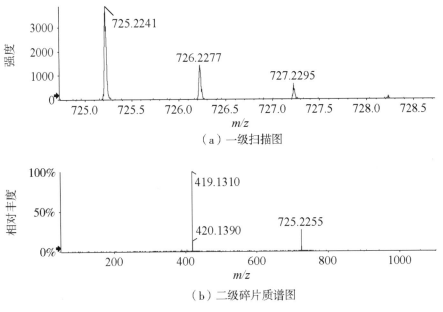

（a）一级扫描图

（b）二级碎片质谱图

图 1-70 化合物 99 正模式下一级扫描图及二级碎片质谱图

化合物 120：准分子离子峰［M+H］$^+$ 为 m/z 539.0953（$C_{30}H_{18}O_{10}$），保留时间为 26.19 min。对其进行离子解析（图 1-71），m/z 419.0315 推测为准分子离子峰丢失一分子 C_8H_6 和一分子 H_2O 产生。根据该化合物的精确分子量、质谱行为及参考文献[27]，推测其为 8，8″-双黄芩素。

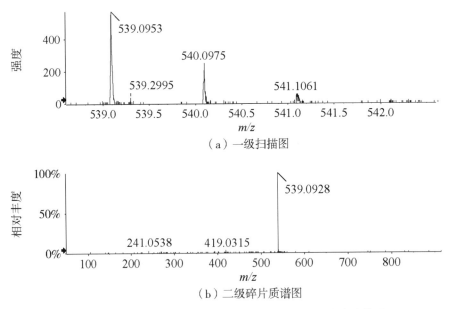

（a）一级扫描图

（b）二级碎片质谱图

图 1-71 化合物 120 正模式下一级扫描图及二级碎片质谱图

2. 黄烷酮

黄烷酮类成分的母核结构与黄酮类相似，仅 2,3 位之间的双键更改为单键，故比对应的黄酮多 2 个 H。本研究确证和指认的 8 个黄烷酮类化合物的结构如图 1－72 所示，它们为黄烷酮糖苷类或黄烷酮糖酸苷类化合物。母核的取代基主要有 – OH、– OCH$_3$、– OGlc、– OGLCa 和 – OGlc – Rha；取代基的位置主要发生在 5 号、7 号、4′号位，且这 8 个黄烷酮糖苷类化合物的 5 号位都发生 – OH 取代（表 1－4）。

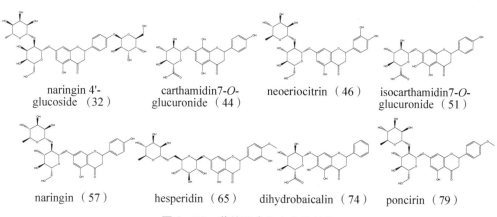

naringin 4'-glucoside（32）　　carthamidin7-*O*-glucuronide（44）　　neoeriocitrin（46）　　isocarthamidin7-*O*-glucuronide（51）

naringin（57）　　hesperidin（65）　　dihydrobaicalin（74）　　poncirin（79）

图 1－72　黄烷酮类化合物的结构

表 1－4　健儿消食口服液中黄烷酮类化合物的结构

No.	Compounds	5	6	7	8	3'	4'
32	naringin 4′-glucoside	– OH		– OGlc-2″-Rha			– OGlc
44	carthamidin7-*O*-glucuronide	– OH	– OH	– OGLCa			– OH
46	neoeriocitrin	– OH		– OGlc-2″-Rha		– OH	– OH
51	isocarthamidin7-*O*-glucuronide	– OH		– OGLCa	– OH		– OH
57	naringin	– OH		– OGlc-2″-Rha			– OH
65	hesperidin	– OH		– OGlc-6″-Rha		– OH	– OCH$_3$
74	dihydrobaicalin	– OH	– OH	– OGLCa			
79	poncirin	– OH		– OGlc-6″-Rha			– OCH$_3$

注：Glc：葡萄糖基；Rha：鼠李糖基；GLCa：葡萄糖醛酸基。

黄烷酮类成分的断裂方式与黄酮类相同，因糖基或糖酸基都是以 C – O 键与黄烷酮母核相连，故在断裂过程中，较易产生比分子离子峰少质量数 162、176 或 308 的离子碎片峰。产生的苷元也主要发生 RDA 裂解。以柚皮苷为例，黄烷酮类的裂解方式如图 1－73 所示。

化合物 32：准分子离子峰 ［M＋H］$^+$ 为 *m/z* 743.2374（C$_{33}$H$_{42}$O$_{19}$），保留时间为 13.40 min。对其进行离子解析（图 1－74），*m/z* 581.1835 推测为准分子离子峰丢失一分子 Glc 产生，*m/z* 435.1267 推测为准分子离子峰丢失一分子 Rha 和一分子

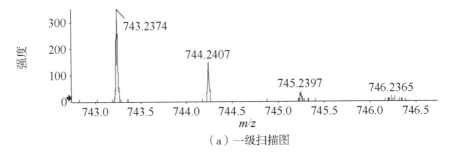

图 1-73 柚皮苷的裂解方式

Glc 产生，m/z 417.1162 推测为准分子离子峰丢失两分子 Glc 产生，m/z 273.0754 推测为准分子离子峰丢失一分子 Rha 和两分子 Glc 产生。根据该化合物的精确分子量、质谱行为及参考文献[28]，推测其为柚皮苷-4′-葡萄糖苷。

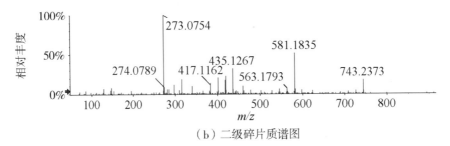

（a）一级扫描图

（b）二级碎片质谱图

图 1-74 化合物 32 正模式下一级扫描图及二级碎片质谱图

化合物 44：准分子离子峰 $[M+H]^+$ 为 m/z 465.1009（$C_{21}H_{20}O_{12}$），保留时间为 14.97 min。对其进行离子解析（图 1-75），m/z 289.0702 推测为准分子离子峰丢失一分子 $C_6H_8O_6$ 产生，m/z 169.0121 推测为准分子离子峰丢失一分子 $C_6H_8O_6$ 和一分子 C_8H_8O 产生。根据该化合物的精确分子量、质谱行为及参考文献[1]，推测其为胡萝卜素 7-O-葡萄糖醛酸苷。

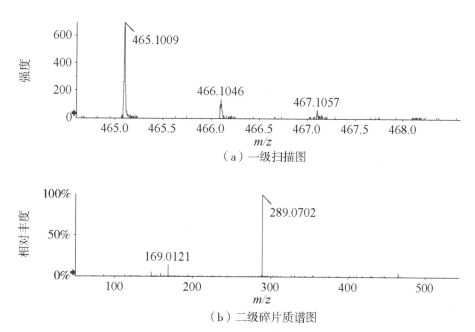

（a）一级扫描图

（b）二级碎片质谱图

图 1-75　化合物 44 正模式下一级扫描图及二级碎片质谱图

化合物 46：准分子离子峰 $[M+H]^+$ 为 m/z 597.1778（$C_{27}H_{32}O_{15}$），保留时间为 15.01 min。对其进行离子解析（图 1-76），m/z 435.1253 推测为准分子离子峰丢失一分子 Glc 产生，m/z 289.0695 推测为准分子离子峰丢失一分子 Glc 和一分子 Rha 产生，m/z 153.0176 推测为准分子离子峰丢失一分子 Glc、一分子 Rha 和一分子 $C_8H_8O_2$ 产生。用对照品确证，该化合物为析圣草枸橼苷。

化合物 51：准分子离子峰 $[M+H]^+$ 为 m/z 465.0999（$C_{21}H_{20}O_{12}$），保留时间为 15.54 min。对其进行离子解析（图 1-77），m/z 289.0690 推测为准分子离子峰丢失一分子 $C_6H_8O_6$ 产生，m/z 169.0118 推测为准分子离子峰丢失一分子 $C_6H_8O_6$ 和一分子 C_8H_8O 产生。根据该化合物的精确分子量、质谱行为及参考文献[1]，推测该化合物为异胡萝卜素 7-O-葡萄糖醛酸苷。

化合物 57：准分子离子峰 $[M+H]^+$ 为 m/z 581.1847（$C_{27}H_{32}O_{14}$），保留时间为 16.49 min。对其进行离子解析（图 1-78），m/z 435.1270 推测为准分子离子峰丢失一分子 Rha 产生，m/z 419.1321 推测为准分子离子峰丢失一分子 $C_6H_{10}O_5$ 产生，m/z 315.0855 推测为准分子离子峰丢失一分子 Rha 和一分子 C_8H_8O 产生，m/z

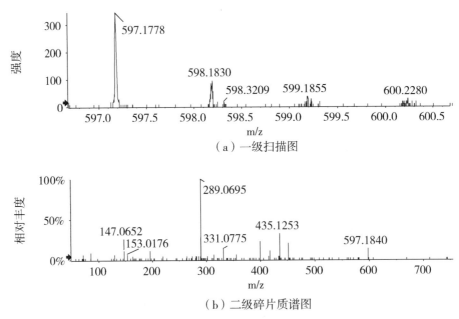

（a）一级扫描图

（b）二级碎片质谱图

图 1-76　化合物 46 正模式下一级扫描图及二级碎片质谱图

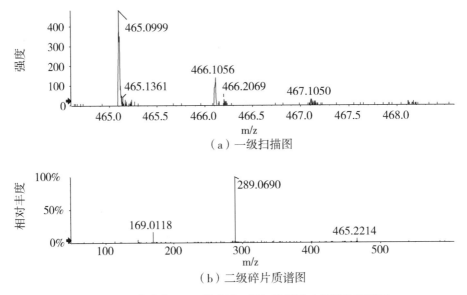

（a）一级扫描图

（b）二级碎片质谱图

图 1-77　化合物 51 正模式下一级扫描图及二级碎片质谱图

273.0749 推测为准分子离子峰丢失一分子 Glc 和一分子 Rha 产生，m/z 153.0176 推测为准分子离子峰丢失一分子 Glc、一分子 Rha 和一分子 C_8H_8O 产生。用对照品确证，该化合物为柚皮苷。

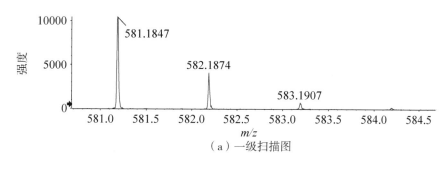

（a）一级扫描图

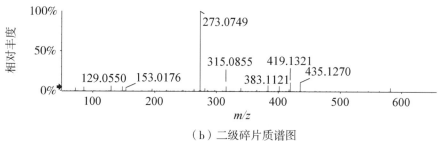

（b）二级碎片质谱图

图 1-78 化合物 57 正模式下一级扫描图及二级碎片质谱图

化合物 65：准分子离子峰［M + H］$^+$ 为 m/z 611.1942（$C_{28}H_{34}O_{15}$），保留时间为 17.26 min。对其进行离子解析（图 1-79），m/z 465.1385 推测为准分子离子峰丢失一分子 Rha 产生，m/z 345.0972 推测为准分子离子峰丢失一分子 Rha 和一分子 $C_4H_8O_4$ 产生，m/z 303.0855 推测为准分子离子峰丢失一分子 Rha 和一分子 Glc 产生。比对数据库，并用对照品确证，该化合物为橙皮苷。

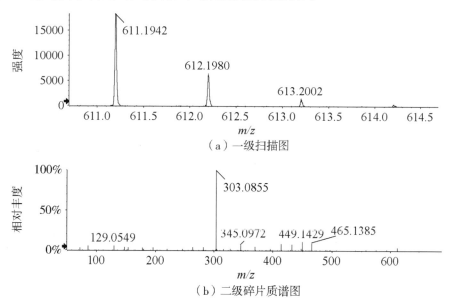

图 1-79 化合物 65 正模式下一级扫描图及二级碎片质谱图

化合物 74：准分子离子峰 $[M+H]^+$ 为 m/z 449.1061（$C_{21}H_{20}O_{11}$），保留时间为 18.96 min。对其进行离子解析（图 1-80），m/z 273.0749 推测为准分子离子峰丢失一分子 $C_6H_8O_6$ 产生，m/z 169.0128 推测为准分子离子峰丢失一分子 $C_6H_8O_6$ 和一分子 C_8H_8 产生。根据该化合物的精确分子量、质谱行为及参考文献[24]，推测该化合物为二氢黄芩苷。

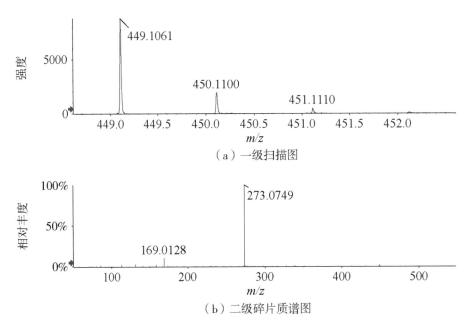

（a）一级扫描图

（b）二级碎片质谱图

图 1-80　化合物 74 正模式下一级扫描图及二级碎片质谱图

化合物 79：准分子离子峰 $[M+H]^+$ 为 m/z 595.1996（$C_{28}H_{34}O_{14}$），保留时间为 20.01 min。对其进行离子解析（图 1-81），m/z 449.1430 推测为准分子离子峰丢失一分子 Rha 产生，m/z 433.1484 推测为准分子离子峰丢失一分子 Glc 产生，m/z 287.0914 推测为准分子离子峰丢失一分子 Rha 和一分子 Glc 产生，m/z 153.0184 推测为准分子离子峰丢失一分子 Rha、一分子 Glc 和一分子 $C_9H_{10}O$ 产生。根据该化合物的精确分子量、质谱行为及参考文献[6]，推测该化合物为枸橘苷。

3. 异黄酮

异黄酮的母核结构与黄酮母核结构类似，仅 B 环与 C 环连接的位置由原来的 2 号位变为 3 号位。本研究共确证了 4 个异黄酮类成分（图 1-82），均来源于药材黄芪。异黄酮类成分的裂解方式也与黄酮类成分的裂解方式相同，苷类产生的碎片主要是脱去与母核以 C-O 键连接的糖（Glc）后形成的，极小部分苷元会进一步发生以 RDA 裂解方式断裂；苷元类会断裂产生一些小分子如 CH_3、CH_4O 和 CO 等，同时也会发生 RDA 裂解产生相应的碎片离子。以毛蕊异黄酮苷为例，异黄酮类的

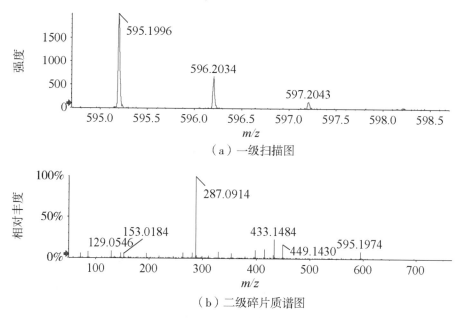

（a）一级扫描图

（b）二级碎片质谱图

图 1-81　化合物 79 正模式下一级扫描图及二级碎片质谱图

裂解方式如图 1-83 所示。

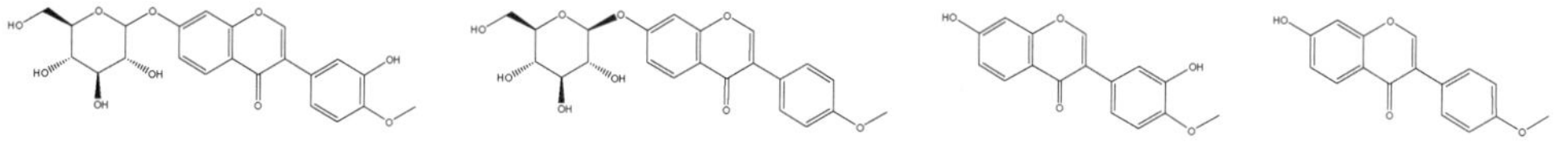

calycosin-7-O-β-D-glucoside（50）　　ononin（72）　　calycosin（81）　　formononetin（103）

图 1-82　异黄酮类成分的结构式

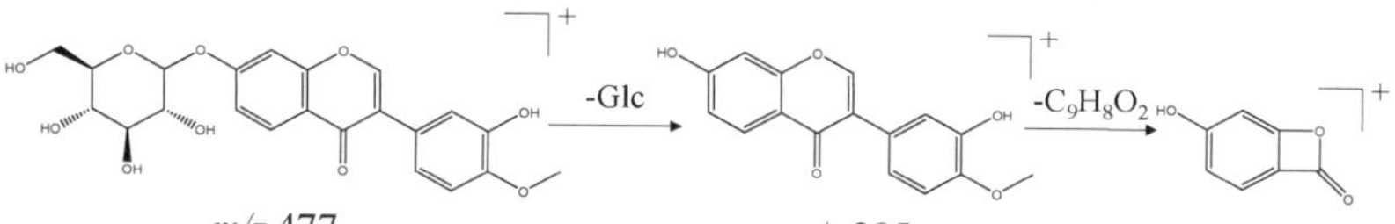

图 1-83　毛蕊异黄酮苷的裂解方式

化合物 50：准分子离子峰 [M + H]$^+$ 为 m/z 447.1274（$C_{22}H_{22}O_{10}$），保留时间为 15.44 min。对其进行离子解析（图 1-84），m/z 285.0752 推测为准分子离子峰丢失一分子 Glc 产生，m/z 137.1316 推测为准分子离子峰丢失一分子 Glc 和一分子 $C_9H_8O_2$ 产生。根据精确分子量、质谱行为，比对数据库，并用对照品确证，该化合物为毛蕊异黄酮苷。

化合物 72：准分子离子峰 [M + H]$^+$ 为 m/z 431.1319（$C_{22}H_{22}O_9$），保留时间为 18.74 min。对其进行离子解析（图 1-85），m/z 269.0807 推测为准分子离子峰丢失一分子 Glc 产生。比对数据库，并用对照品确证，该化合物为芒柄花苷。

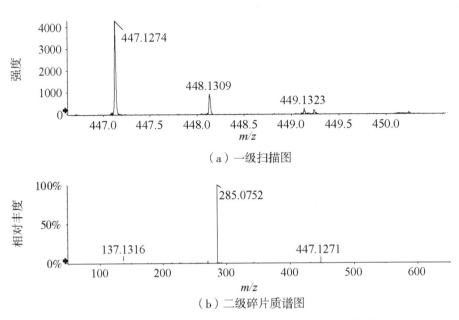

（a）一级扫描图

（b）二级碎片质谱图

图 1-84 化合物 50 正模式下一级扫描图及二级碎片质谱图

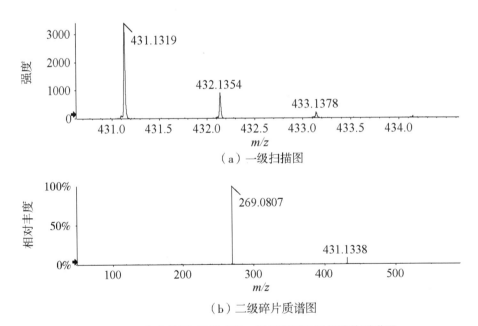

（a）一级扫描图

（b）二级碎片质谱图

图 1-85 化合物 72 正模式下一级扫描图及二级碎片质谱图

化合物 81：准分子离子峰 [M + H]$^+$ 为 m/z 285.0743（$C_{16}H_{12}O_5$），保留时间为 20.48 min。对其进行离子解析（图 1-86），m/z 270.0526 推测为准分子离子峰丢失一分子 CH_3 产生，m/z 253.0495 推测为准分子离子峰丢失一分子 CH_4O 产生，m/z 137.0230 推测为准分子离子峰丢失一分子 $C_9H_8O_2$ 产生。比对数据库，并用对照品确证，该化合物为毛蕊异黄酮。

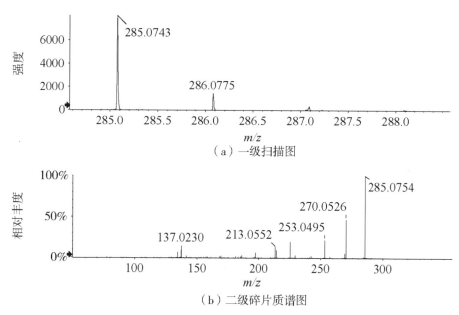

（a）一级扫描图

（b）二级碎片质谱图

图 1-86 化合物 81 正模式下一级扫描图及二级碎片质谱图

化合物 103：准分子离子峰 [M+H]$^+$ 为 m/z 269.0801（$C_{16}H_{12}O_4$），保留时间为 23.50 min。对其进行离子解析（图 1-87），m/z 254.0568 推测为准分子离子峰丢失一分子 CH_3 产生，m/z 237.0541 推测为准分子离子峰丢失一分子 CH_4O 产生，m/z 226.0621 推测为准分子离子峰丢失一分子 CH_3 和一分子 CO 产生，m/z 137.0232 推测为准分子离子峰丢失一分子 C_9H_8O 产生。比对数据库，并用对照品确证，该化合物为刺芒柄花素。

4. 紫檀烷

紫檀烷类化合物与异黄烷酮类化合物是同分异构体，母核结构与异黄酮母核类似，但Ⅲ号键为单键，且 C 环羰基的氧原子与 B 环 6′号位的 C 形成单键，进而在 B 环与 C 环间形成一个五元环。本研究共指认了 2 个紫檀烷类成分，均来源于药材黄芪，结构如图 1-88 所示。异黄酮类成分的裂解方式也与黄酮类成分相同，苷类先脱去与母核以 C-O 键连接的糖（Glc），苷元的断裂发生在与氧原子连接的键。以美迪紫檀苷为例，紫檀烷类的裂解方式如图 1-89 所示。

化合物 73：准分子离子峰 [M+H]$^+$ 为 m/z 463.1591（$C_{23}H_{26}O_{10}$），保留时间为 18.83 min。对其进行离子解析（图 1-90），m/z 301.1060 推测为准分子离子峰丢失一分子 Glc 产生，m/z 191.0714 推测为准分子离子峰丢失一分子 Glc 和一分子 $C_6H_6O_2$ 产生，m/z 167.0700 推测为准分子离子峰丢失一分子 Glc、一分子 C_7H_6O

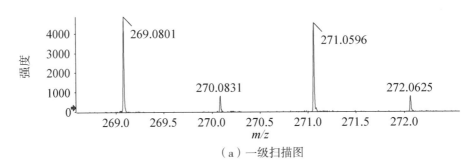

（a）一级扫描图

（b）二级碎片质谱图

图1-87 化合物103正模式下一级扫描图及二级碎片质谱图

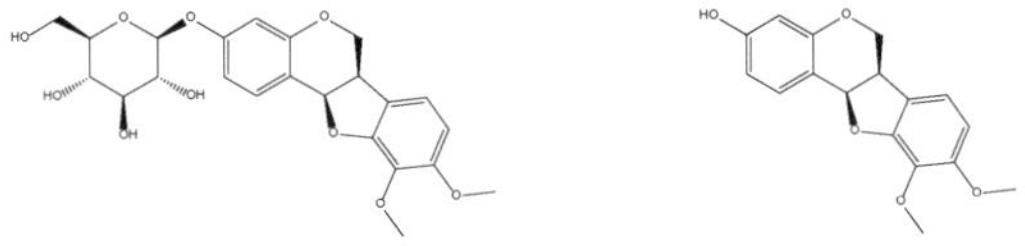

methylnissolin-3-*O*-glucoside（73） methylnissolin（95）

图1-88 紫檀烷类化合物结构

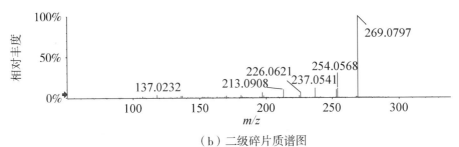

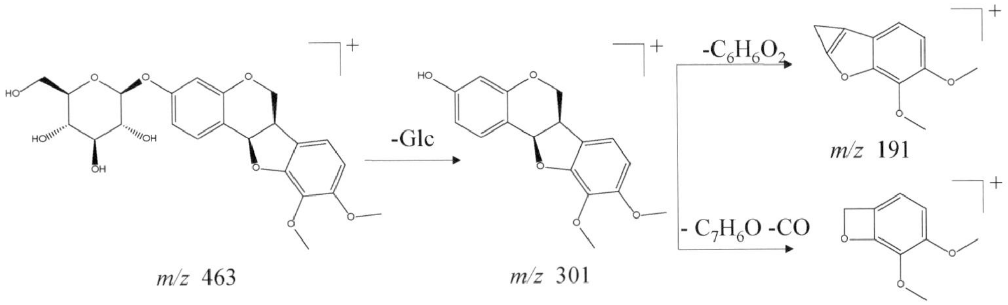

图1-89 美迪紫檀苷的裂解方式

和一分子CO产生。根据该化合物的精确分子量、质谱行为及参考文献[29]，推测该化合物为美迪紫檀苷。

化合物95：准分子离子峰［M+H］$^+$为m/z 301.1062（$C_{17}H_{16}O_5$），保留时间为22.24 min。对其进行离子解析（图1-91），m/z 167.0696推测为准分子离子峰

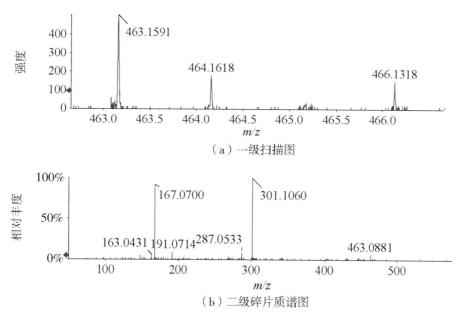

（a）一级扫描图

（b）二级碎片质谱图

图1-90　化合物73正模式下一级扫描图及二级碎片质谱图

丢失一分子 C_7H_6O 和一分子 CO 产生，m/z 152.0460 推测为准分子离子峰丢失一分子 C_7H_6O、一分子 CO 和一分子 CH_3 产生。根据该化合物的精确分子量、质谱行为及参考文献[30]，推测该化合物为3-羟基-9，10-二甲氧基紫檀烷。

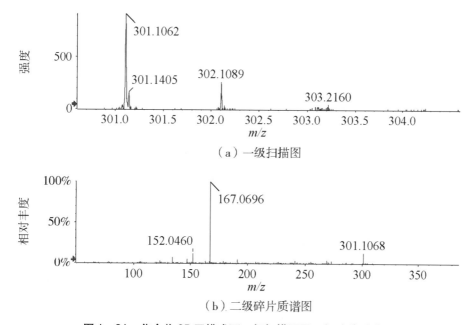

（a）一级扫描图

（b）二级碎片质谱图

图1-91　化合物95正模式下一级扫描图及二级碎片质谱图

5. 高异黄烷酮

高异黄烷酮类化合物是黄酮化合物中特殊的一类，母核结构比异黄烷酮多一个碳原子；其 C 环 2 - , 3 - 位间为单键。本研究共确证了 1 个高异黄烷酮类成分——甲基麦冬高异黄烷酮 A，来自药材麦冬。高异黄烷酮类成分的裂解方式包括脱去小分子的 H_2O，母核的断裂以去 B 环的断裂和 I，V 键断裂为主。甲基麦冬高异黄烷酮 A 的断裂方式如图 1 - 92 所示。

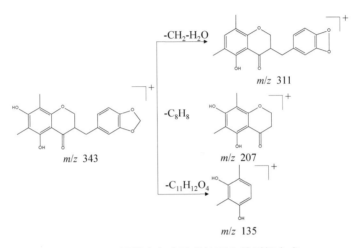

图 1 - 92　甲基麦冬高异黄烷酮 A 的裂解方式

化合物 130：准分子离子峰 ［M + H］$^+$ 为 m/z 343.1158（$C_{19}H_{18}O_6$），保留时间为 28.31 min。对其进行离子解析（图 1 - 93），m/z 311.3110 推测为准分子离子峰

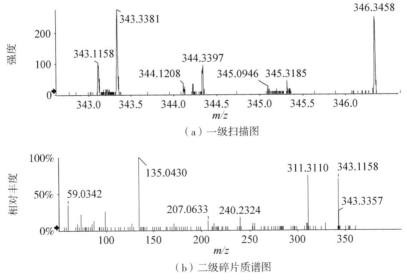

（a）一级扫描图

（b）二级碎片质谱图

图 1 - 93　化合物 130 正模式下一级扫描图及二级碎片质谱图

丢失一分子 CH_2 和一分子 H_2O 产生，m/z 207.0633 推测为准分子离子峰丢失一分子 $C_8H_8O_2$ 产生，m/z 135.0430 推测为准分子离子峰丢失一分子 $C_{11}H_{12}O_4$ 产生。用对照品确证，该化合物为甲基麦冬高异黄烷酮 A。

（二）有机酸及酸苷类成分分析

从健儿消食口服液中共鉴定出 21 个有机酸及酸苷类成分，它们的结构如图 1 – 94 所示。本节所讨论的有机酸类成分包括所有含有 – COOH 基团（氨基酸类化合物除外）的有机物，也包括有机酸与有机酸形成的酯类化合物如绿原酸和新绿原酸；而有机酸苷类成分为有机酸与糖形成的苷类物质。

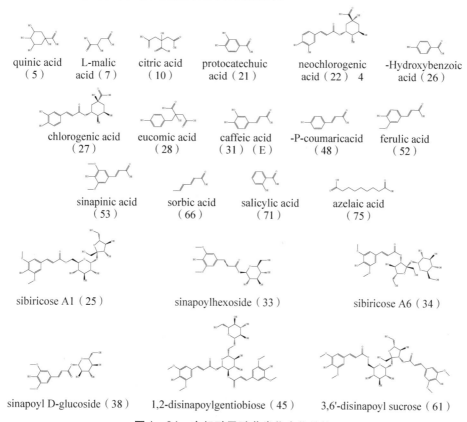

图 1 –94　有机酸及酸苷类化合物结构

1. 有机酸类

有机酸类因含有 – COOH 基团，容易脱掉 H，故负模式的分子离子峰响应更高。在断裂过程中一般会先脱去 H_2O、CO、COOH、HCOOH、CH_3、CH_3O 等，产生相应分子量差值的碎片。以绿原酸为例，有机酸类的断裂方式如图 1 –95 所示。

化合物 5：准分子离子峰 [M – H]⁻ 为 m/z 191.0572（$C_7H_{12}O_6$），保留时间为 2.85 min。对其进行离子解析（图 1 –96），m/z 173.0450 推测为准分子离子峰丢失

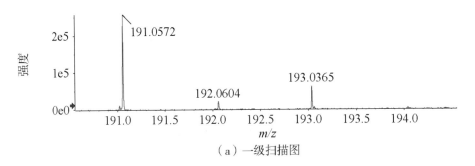

图 1-95 绿原酸的裂解方式

一分子 H_2O 产生，m/z 127.0402 推测为准分子离子峰丢失一分子 H_2O 和一分子 HCOOH 产生。用对照品确证，该化合物为奎尼酸。

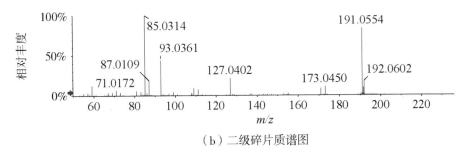

（a）一级扫描图

（b）二级碎片质谱图

图 1-96 化合物 5 负模式下一级扫描图及二级碎片质谱图

化合物 7：准分子离子峰 [M-H]⁻ 为 m/z 133.0162（$C_4H_6O_5$），保留时间为 3.37 min。对其进行离子解析（图 1-97），m/z 115.0044 推测为准分子离子峰丢失一分子 H_2O 产生，m/z 71.0174 推测为准分子离子峰丢失一分子 H_2O 和一分子 CO_2 产生。用对照品确证，该化合物为 L-苹果酸。

化合物 10：准分子离子峰 [M-H]⁻ 为 m/z 191.0211（$C_6H_8O_7$），保留时间为 4.07 min。对其进行离子解析（图 1-98），m/z 173.0092 推测为准分子离子峰丢失

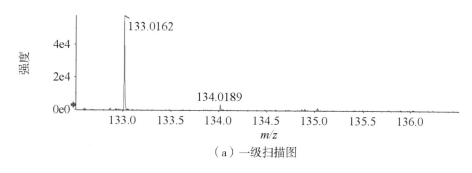

（a）一级扫描图

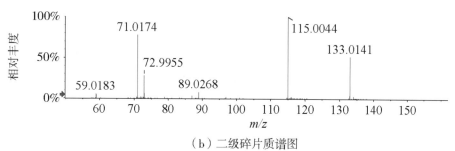

（b）二级碎片质谱图

图 1-97 化合物 7 负模式下一级扫描图及二级碎片质谱图

一分子 H_2O 产生，m/z 129.0197 推测为准分子离子峰丢失一分子 H_2O 和一分子 CO_2 产生，m/z 111.0090 推测为准分子离子峰丢失两分子 H_2O 和一分子 CO_2 产生，m/z 85.0316 推测为准分子离子峰丢失一分子 H_2O 和两分子 CO_2 产生，m/z 67.0230 推测为准分子离子峰丢失两分子 H_2O 和两分子 CO_2 产生。用对照品确证，该化合物为枸橼酸。

化合物 21：准分子离子峰 $[M-H]^-$ 为 m/z 153.0207（$C_7H_6O_4$），保留时间为 9.09 min。对其进行离子解析（图 1-99），m/z 109.0310 推测为准分子离子峰丢失一分子 CO_2 产生，m/z 108.0228 推测为准分子离子峰丢失一分子 COOH 产生，m/z 91.0198 推测为准分子离子峰丢失一分子 H_2O 和一分子 CO_2 产生。用对照品确证，该化合物为原儿茶酸。

化合物 22：准分子离子峰 $[M-H]^-$ 为 m/z 353.0881（$C_{16}H_{18}O_9$），保留时间为 9.54 min。对其进行离子解析（图 1-100），m/z 191.0559 推测为准分子离子峰丢失一分子 $C_9H_6O_3$ 产生，m/z 179.0346 推测为准分子离子峰丢失一分子 $C_7H_{10}O_5$ 产生，m/z 135.0449 推测为准分子离子峰丢失一分子 $C_7H_{10}O_5$ 和一分子 CO_2 产生。根据该化合物的精确分子量、质谱行为及参考文献[26]，推测该化合物为新绿原酸。

化合物 26：准分子离子峰 $[M-H]^-$ 为 m/z 137.0259（$C_7H_6O_3$），保留时间为 11.92 min。对其进行离子解析（图 1-101），m/z 93.0365 推测为准分子离子峰丢失一分子 CO_2 产生。根据该化合物的精确分子量、质谱行为并比对 Pubchem 数据库，推测该化合物为对羟基苯甲酸。

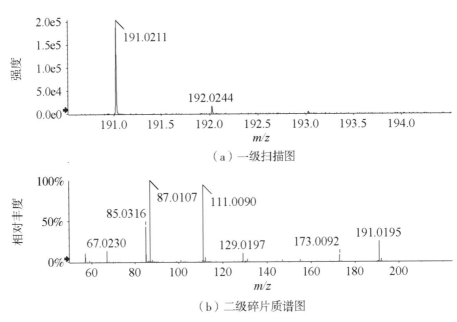

（a）一级扫描图

（b）二级碎片质谱图

图 1-98 化合物 10 负模式下一级扫描图及二级碎片质谱图

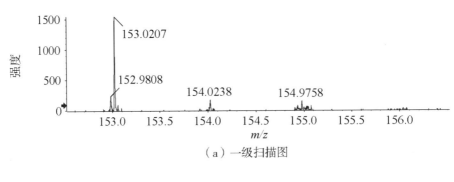

（a）一级扫描图

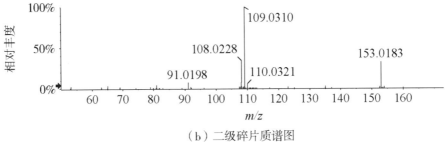

（b）二级碎片质谱图

图 1-99 化合物 21 负模式下一级扫描图及二级碎片质谱图

化合物 27：准分子离子峰 $[M-H]^-$ 为 m/z 353.0885（$C_{16}H_{18}O_9$），保留时间为 12.07 min。对其进行离子解析（图 1-102），m/z 191.0564 推测为准分子离子峰丢失一分子 $C_9H_6O_3$ 产生，m/z 173.0459 推测为准分子离子峰丢失一分子 $C_9H_8O_4$

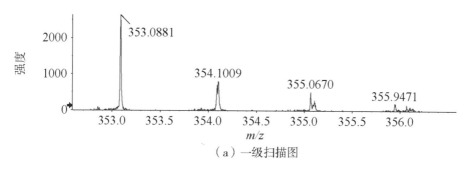

（a）一级扫描图

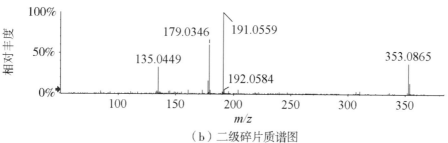

（b）二级碎片质谱图

图 1-100　化合物 22 负模式下一级扫描图及二级碎片质谱图

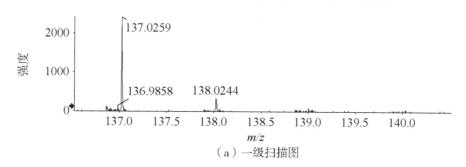

（a）一级扫描图

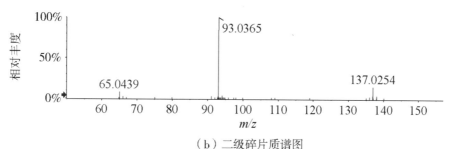

（b）二级碎片质谱图

图 1-101　化合物 26 负模式下一级扫描图及二级碎片质谱图

产生。比对数据库，并用对照品确证，该化合物为绿原酸。

化合物 28：准分子离子峰 [M-H]⁻ 为 m/z 239.0575（$C_{11}H_{12}O_6$），保留时间为 12.14 min。对其进行离子解析（图 1-103），m/z 195.0661 推测为准分子离子峰丢失一分子 CO_2 产生，m/z 177.0554 推测为准分子离子峰丢失一分子 H_2O 和一

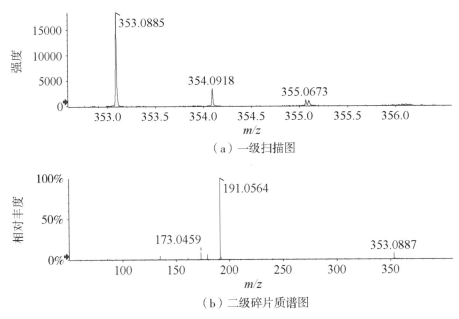

（a）一级扫描图

（b）二级碎片质谱图

图 1-102　化合物 27 负模式下一级扫描图及二级碎片质谱图

分子 CO_2 产生，m/z 149.0613 推测为准分子离子峰丢失一分子 CO_2 和一分子 HCOOH 产生。根据该化合物的精确分子量、质谱行为及参考文献[31]，推测该化合物为红果酸。

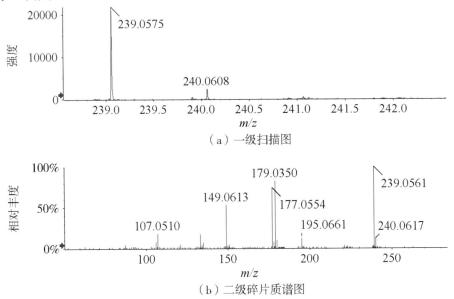

（a）一级扫描图

（b）二级碎片质谱图

图 1-103　化合物 28 负模式下一级扫描图及二级碎片质谱图

化合物 31：准分子离子峰 [M－H]⁻ 为 m/z 179.0358（$C_9H_8O_4$），保留时间为 13.03 min。对其进行离子解析（图 1－104），m/z 135.0444 推测为准分子离子峰丢失一分子 CO_2 产生，m/z 134.0380 推测为准分子离子峰丢失一分子 COOH 产生。用对照品确证，该化合物为咖啡酸。

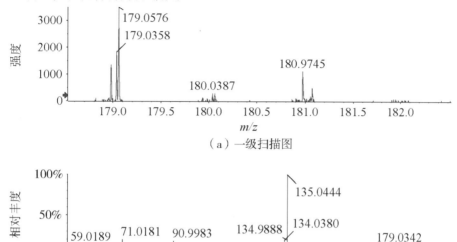

（a）一级扫描图

（b）二级碎片质谱图

图 1－104　化合物 31 负模式下一级扫描图及二级碎片质谱图

化合物 48：准分子离子峰 [M－H]⁻ 为 m/z 163.0414（$C_9H_8O_3$），保留时间为 15.07 min。对其进行离子解析（图 1－105），m/z 119.0516 推测为准分子离子峰丢失一分子 CO_2 产生，m/z 93.0376 推测为准分子离子峰丢失一分子 $C_3H_2O_2$ 产生。用对照品确证，该化合物为对香豆酸。

化合物 52：准分子离子峰 [M－H]⁻ 为 m/z 193.0523（$C_{10}H_{10}O_4$），保留时间为 15.73 min。对其进行离子解析（图 1－106），m/z 178.0263 推测为准分子离子峰丢失一分子 CH_3 产生，m/z 149.0608 推测为准分子离子峰丢失一分子 CO_2 产生，m/z 134.0376 推测为准分子离子峰丢失一分子 CH_3 和一分子 CO_2 产生。根据该化合物的精确分子量、质谱行为，比对数据库，并用对照品确证，该化合物为阿魏酸。

化合物 53：准分子离子峰 [M＋H]⁺ 为 m/z 225.0749（$C_{11}H_{12}O_5$），保留时间为 15.81 min。对其进行离子解析（图 1－107），m/z 207.0643 推测为准分子离子峰丢失一分子 H_2O 产生，m/z 192.0435 推测为准分子离子峰丢失一分子 H_2O 和一分子 CH_3 产生，m/z 175.0395 推测为准分子离子峰丢失一分子 H_2O 和一分子 CH_4O 产生，m/z 147.0438 推测为准分子离子峰丢失一分子 HCOOH 和一分子 CH_4O，m/z 119.0488 推测为准分子离子峰丢失一分子 HCOOH、一分子 CH_4O 和一分子 C_2H_4 产

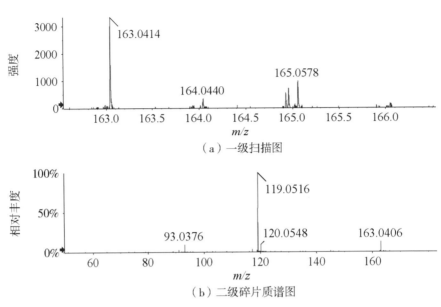

（a）一级扫描图

（b）二级碎片质谱图

图 1 –105　化合物 48 负模式下一级扫描图及二级碎片质谱图

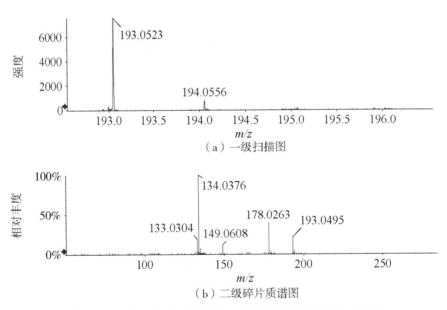

（a）一级扫描图

（b）二级碎片质谱图

图 1 –106　化合物 52 负模式下一级扫描图及二级碎片质谱图

生。用对照品确证，该化合物为芥子酸。

化合物 66：准分子离子峰 $[M + H]^+$ 为 m/z 113.0596（$C_6H_8O_2$），保留时间为 17.30 min。对其进行离子解析（图 1 –108），m/z 95.0504 推测为准分子离子峰丢失一分子 H_2O 产生，m/z 67.0571 推测为准分子离子峰丢失一分子 H_2O 和一分子 CO 产生。根据该化合物的精确分子量、质谱行为，并用对照品确证，该化合物为山梨酸。

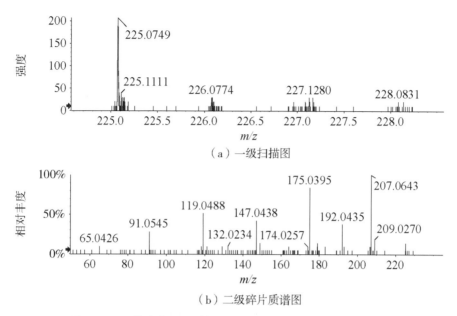

（a）一级扫描图

（b）二级碎片质谱图

图 1 - 107　化合物 53 正模式下一级扫描图及二级碎片质谱图

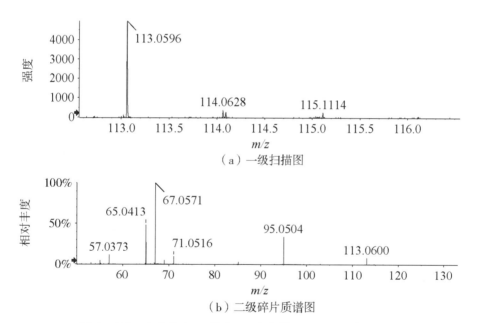

（a）一级扫描图

（b）二级碎片质谱图

图 1 - 108　化合物 66 正模式下一级扫描图及二级碎片质谱图

化合物 71：准分子离子峰 ［M－H］$^-$ 为 m/z 137. 0269（$C_7H_6O_3$），保留时间为 18. 36 min。对其进行离子解析（图 1 - 109），m/z 93. 0363 推测为准分子离子峰丢失一分子 CO_2 产生。根据该化合物的精确分子量、质谱行为并比对 Pubchem 数据库，推测该化合物为水杨酸。

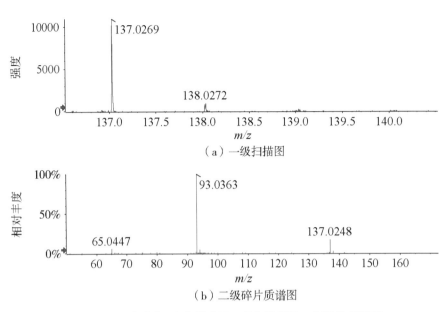

（a）一级扫描图

（b）二级碎片质谱图

图1-109 化合物71负模式下一级扫描图及二级碎片质谱图

化合物75：准分子离子峰［M－H］⁻为 m/z 187.0994（$C_9H_{16}O_4$），保留时间为18.99 min。对其进行离子解析（图1-110），m/z 169.0874推测为准分子离子峰丢失一分子 H_2O 产生，m/z 125.0976推测为准分子离子峰丢失一分子 CO_2 和一分子 H_2O 产生，m/z 97.0677推测为准分子离子峰丢失两分子COOH产生。用对照品确证，该化合物为壬二酸。

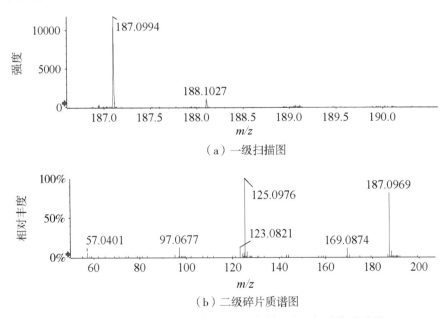

（a）一级扫描图

（b）二级碎片质谱图

图1-110 化合物75负模式下一级扫描图及二级碎片质谱图

2. 有机酸苷类

本研究共指证了 6 个有机酸苷类成分，是芥子酸与单糖、二糖形成的苷，均来自药材莱菔子，结构如图 1 - 94 所示。在断裂过程中，酸苷中的酯键较易发生断裂。产生的碎片会再脱去 H_2O、CO_2 和 CH_3 等小基团。以 1，2 - 二芥子酸龙胆二糖苷为例，有机酸苷类化合物的断裂方式如图 1 - 111 所示。

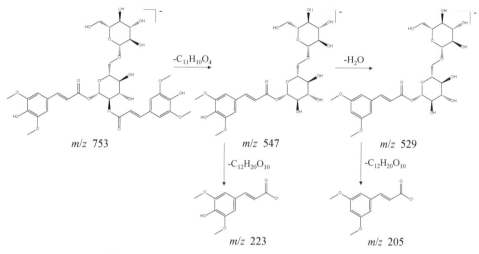

图 1 - 111　1，2 - 二芥子酸龙胆二糖苷的断裂方式

化合物 25：准分子离子峰 $[M - H]^-$ 为 m/z 547. 1669（$C_{23}H_{32}O_{15}$），保留时间为 11. 97 min。对其进行离子解析（图 1 - 112），m/z 341. 1108 推测为准分子离子峰

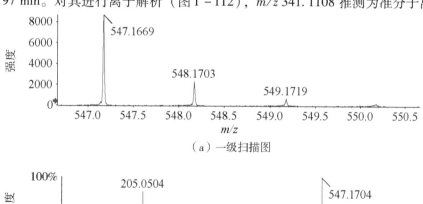

（a）一级扫描图

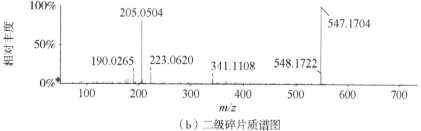

（b）二级碎片质谱图

图 1 - 112　化合物 25 负模式下一级扫描图及二级碎片质谱图

丢失一分子 $C_{11}H_{10}O_4$ 产生，m/z 223.0620 推测为准分子离子峰丢失一分子 $C_{12}H_{20}O_{10}$ 产生，m/z 205.0504 推测为准分子离子峰丢失一分子 H_2O 和一分子 $C_{12}H_{20}O_{10}$ 产生，m/z 190.0265 推测为准分子离子峰丢失一分子 H_2O、一分子 $C_{12}H_{20}O_{10}$ 和一分子 CH_3 产生。根据该化合物的精确分子量、质谱行为并比对 Pubchem 数据库，推测该化合物为西伯利亚远志糖 A1。

化合物 33：准分子离子峰 $[M-H]^-$ 为 m/z 385.1142（$C_{17}H_{22}O_{10}$），保留时间为 13.43 min。对其进行离子解析（图 1-113），m/z 325.0930 推测为准分子离子峰丢失一分子 $C_2H_4O_2$ 产生，m/z 265.0724 推测为准分子离子峰丢失一分子 $C_4H_8O_4$ 产生，m/z 223.0612 推测为准分子离子峰丢失一分子 Glc 产生，m/z 191.0193 推测为准分子离子峰丢失一分子 Glc 和一分子 CH_4O 产生。根据该化合物的精确分子量、质谱行为及参考文献[32]，推测该化合物为 Z - 芥子酸酰 $-\beta - D -$ 葡萄糖苷。

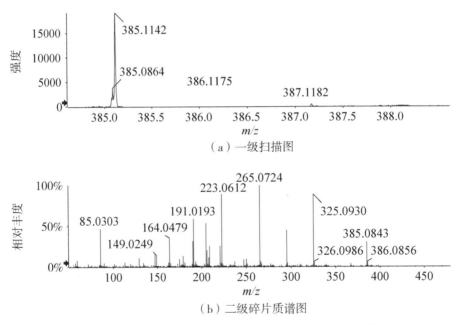

（a）一级扫描图

（b）二级碎片质谱图

图 1-113　化合物 33 负模式下一级扫描图及二级碎片质谱图

化合物 34：准分子离子峰 $[M-H]^-$ 为 m/z 547.1674（$C_{23}H_{32}O_{15}$），保留时间为 13.45 min。对其进行离子解析（图 1-114），m/z 367.0991 推测为准分子离子峰丢失一分子 $C_6H_{12}O_6$ 产生，m/z 223.0607 推测为准分子离子峰丢失一分子 $C_{12}H_{20}O_{10}$ 产生，m/z 205.0522 推测为准分子离子峰丢失一分子 H_2O 和一分子 $C_{12}H_{20}O_{10}$ 产生，m/z 190.0255 推测为准分子离子峰丢失一分子 H_2O、一分子 $C_{12}H_{20}O_{10}$ 和一分子 CH_3 产生。根据该化合物的精确分子量、质谱行为并比对 Pubchem 数据库，推测该化合物为西伯利亚远志糖 A6。

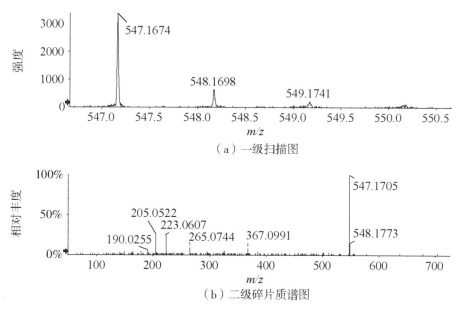

（a）一级扫描图

（b）二级碎片质谱图

图 1-114　化合物 34 负模式下一级扫描图及二级碎片质谱图

化合物 38：准分子离子峰 $[M-H]^-$ 为 m/z 385.1142（$C_{17}H_{22}O_{10}$），保留时间为 13.91 min。对其进行离子解析（图 1-115），m/z 325.0945 推测为准分子离子峰丢失一分子 $C_2H_4O_2$ 产生，m/z 223.0619 推测为准分子离子峰丢失一分子 Glc 产生，

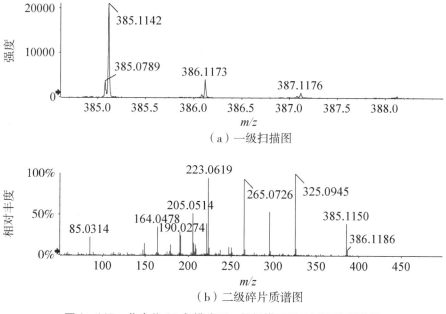

（a）一级扫描图

（b）二级碎片质谱图

图 1-115　化合物 38 负模式下一级扫描图及二级碎片质谱图

m/z 205.0514 推测为准分子离子峰丢失一分子 Glc 和一分子 H_2O 产生，m/z 190.0274 推测为准分子离子峰丢失一分子 Glc、一分子 H_2O 和一分子 CH_3 产生。根据该化合物的精确分子量、质谱行为和参考文献[32]，推测该化合物为 E - 芥子酸酰 - β - D - 葡萄糖苷。

化合物 45：准分子离子峰 [M – H]⁻ 为 m/z 753.2250（$C_{34}H_{42}O_{19}$），保留时间为 14.98 min。对其进行离子解析（图 1 – 116），m/z 547.1683 推测为准分子离子峰丢失一分子 $C_{11}H_{10}O_4$ 产生，m/z 529.1586 推测为准分子离子峰丢失一分子 $C_{11}H_{10}O_4$ 和一分子 H_2O 产生，m/z 223.0598 推测为准分子离子峰丢失一分子 $C_{11}H_{10}O_4$ 和一分子 $C_{12}H_{20}O_{10}$ 产生，m/z 205.0499 推测为准分子离子峰丢失一分子 $C_{11}H_{10}O_4$、一分子 H_2O 和一分子 $C_{12}H_{20}O_{10}$ 产生。根据该化合物的精确分子量、质谱行为及参考文献[32]，推测该化合物为 1，2 - 二芥子酸龙胆二糖苷。

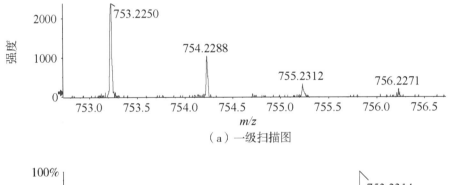

（a）一级扫描图

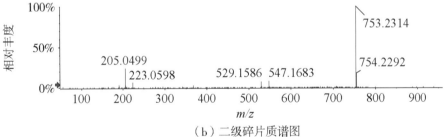

（b）二级碎片质谱图

图 1 -116　化合物 45 负模式下一级扫描图及二级碎片质谱图

化合物 61：准分子离子峰 [M – H]⁻ 为 m/z 753.2253（$C_{34}H_{42}O_{19}$），保留时间为 17.09 min。对其进行离子解析（图 1 – 117），m/z 547.1719 推测为准分子离子峰丢失一分子 $C_{11}H_{10}O_4$ 产生，m/z 529.1597 推测为准分子离子峰丢失一分子 $C_{11}H_{10}O_4$ 和一分子 H_2O 产生，m/z 205.0518 推测为准分子离子峰丢失一分子 $C_{11}H_{10}O_4$、一分子 H_2O 和一分子 $C_{12}H_{20}O_{10}$ 产生，m/z 190.0273 推测为准分子离子峰丢失一分子 $C_{11}H_{10}O_4$、一分子 H_2O、一分子 $C_{12}H_{20}O_{10}$ 和一分子 CH_3 产生。根据该化合物的精确分子量、质谱行为及参考文献[32]，推测该化合物为 3，6′ - 二芥子酰基蔗糖。

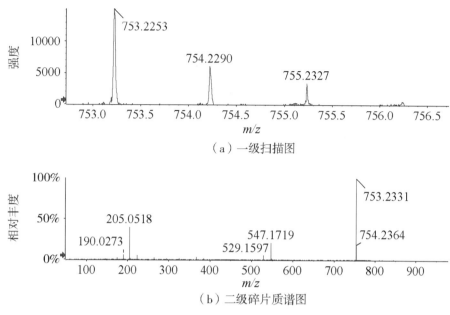

（a）一级扫描图

（b）二级碎片质谱图

图 1-117 化合物 61 负模式下一级扫描图及二级碎片质谱图

（三）皂苷类成分分析

我们从健儿消食口服液中检出了 6 个皂苷类成分，均来自黄芪药材，结构如图 1-118 所示。相较于分子离子峰，它们更易与钠离子结合产生比其分子质量大 23

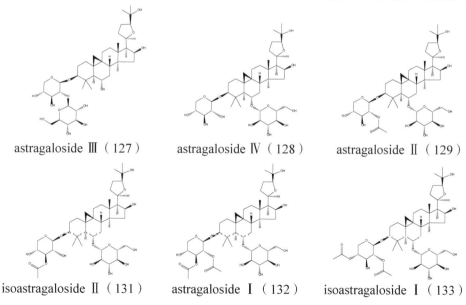

astragaloside Ⅲ（127）　　astragaloside Ⅳ（128）　　astragaloside Ⅱ（129）

isoastragaloside Ⅱ（131）　　astragaloside Ⅰ（132）　　isoastragaloside Ⅰ（133）

图 1-118 皂苷类化合物结构

的离子峰。结合钠离子后，化合物相对稳定不易断裂，但也有一些化合物会脱去一分子 H_2O 和一分子 Glc，但脱去后产生的碎片离子峰相对强度弱。现以黄芪皂苷 I 为例，分析皂苷类化合物在结合钠离子下的裂解规律，如图 1 – 119 所示。

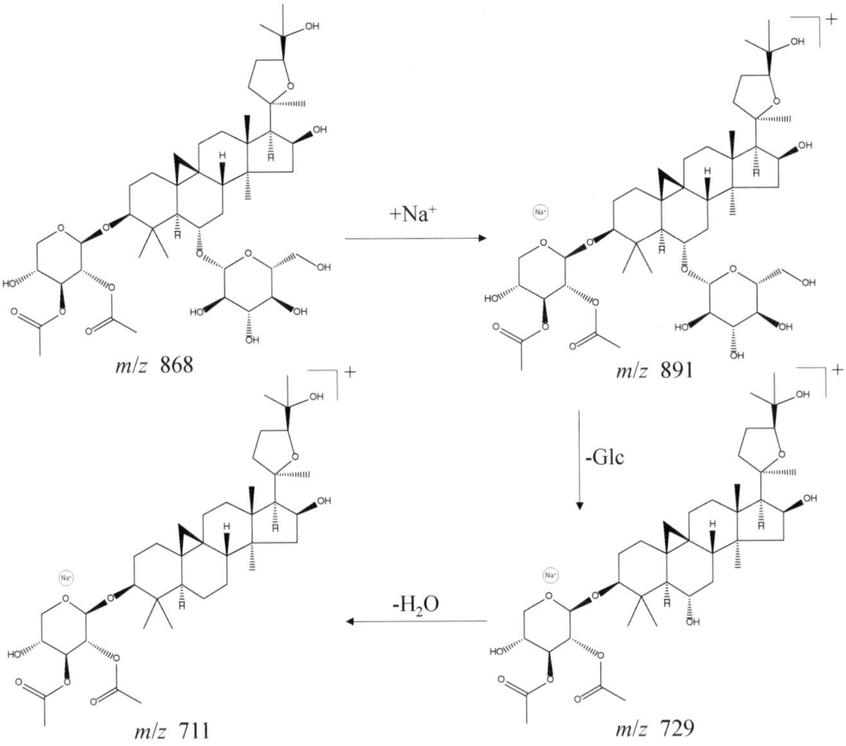

图 1 –119　黄芪皂苷 I 的裂解方式

化合物 127：离子峰 [M + Na]+ 为 m/z 807.4457（$C_{41}H_{68}O_{14}$），保留时间为 27.87 min。对其进行离子解析（图 1 – 120），m/z 807.4455 推测为原分子结合一个 Na+ 产生。根据该化合物的精确分子量、质谱行为和参考文献[33]，推测该化合物为黄芪皂苷 III。

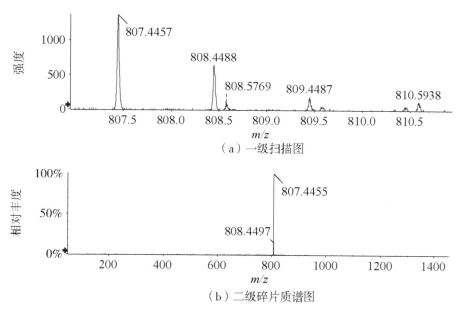

（a）一级扫描图

（b）二级碎片质谱图

图 1 - 120　化合物 127 正模式下一级扫描图及二级碎片质谱图

化合物 128：离子峰 $[M + Na]^+$ 为 m/z 807.4449（$C_{41}H_{68}O_{14}$），保留时间为 28.07 min。对其进行离子解析（图 1 - 121），m/z 807.4446 推测为原分子结合一个 Na^+ 产生。根据该化合物的精确分子量、质谱行为，比对数据库，并用对照品确证，该化合物为黄芪皂苷 IV（黄芪甲苷）。

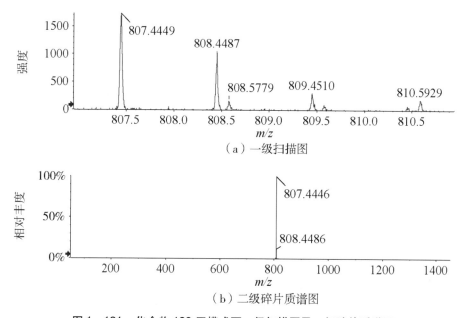

（a）一级扫描图

（b）二级碎片质谱图

图 1 - 121　化合物 128 正模式下一级扫描图及二级碎片质谱图

化合物 129：准分子离子峰 [M + Na]⁺ 为 m/z 849.4573（$C_{43}H_{70}O_{15}$），保留时间为 28.20 min。对其进行离子解析（图 1 – 122），m/z 849.4532 推测为原分子结合一个 Na^+ 产生，m/z 669.3960 推测为丢失一分子 Glc 和一分子 H_2O 产生。用对照品确证，该化合物为黄芪皂苷Ⅱ。

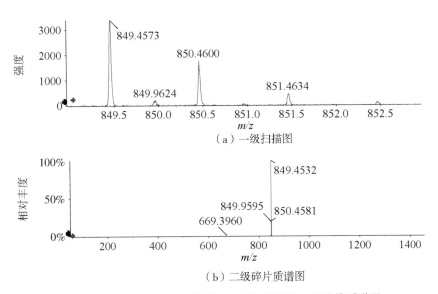

图 1 – 122　化合物 129 正模式下一级扫描图及二级碎片质谱图

化合物 131：离子峰 [M + Na]⁺ 为 m/z 849.4575（$C_{43}H_{70}O_{15}$），保留时间为 28.75 min。对其进行离子解析（图 1 – 123），m/z 849.4548 推测为原分子结合一个

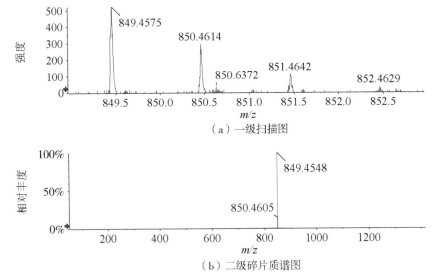

图 1 – 123　化合物 131 正模式下一级扫描图及二级碎片质谱图

Na$^+$产生。根据该化合物的精确分子量、质谱行为及参考文献[34]，推测该化合物为异黄芪皂苷Ⅱ。

　　化合物132：离子峰［M+Na］$^+$为 m/z 891.4678（C$_{45}$H$_{72}$O$_{16}$），保留时间为29.04 min。对其进行离子解析（图1-124），m/z 891.4648 推测为原分子结合一个Na$^+$产生，m/z 711.4172 推测为丢失一分子 Glc 和一分子 H$_2$O 产生。用对照品确证，该化合物为黄芪皂苷Ⅰ。

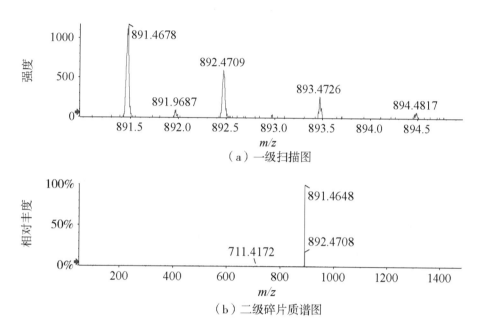

（a）一级扫描图

（b）二级碎片质谱图

图1-124　化合物132正模式下一级扫描图及二级碎片质谱图

　　化合物133：离子峰［M+Na］$^+$为 m/z 891.4670（C$_{45}$H$_{72}$O$_{16}$），保留时间为29.30 min。对其进行离子解析（图1-125），m/z 891.4667 推测为原分子结合一个Na$^+$产生，m/z 711.4056 推测为丢失一分子 Glc 和一分子 H$_2$O 产生。根据该化合物的精确分子量、质谱行为及参考文献[34]，推测该化合物为异黄芪皂苷Ⅰ。

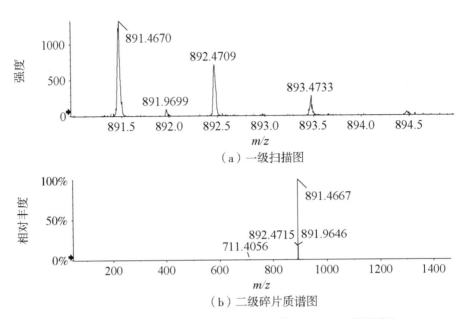

（a）一级扫描图

（b）二级碎片质谱图

图 1－125 化合物 133 正模式下一级扫描图及二级碎片质谱图

（四）生物碱类成分分析

本研究确证和指证了 3 个生物碱类化合物，分别为甜菜碱、阿魏酰胆碱和芥子碱，它们都含有 －N（CH₃）基团，结构如图 1－126 所示。生物碱类成分因其本身带一个单位的正电荷，故会产生质量数为自身分子量的分子离子峰 ［M］⁺。在碎裂过程中，易丢失含有氮原子的基团；如果还含有 －OH、－OCH₃、－COOH 等，则相应易脱去 H_2O、CH_4O 和 HCOOH 等小分子。现以芥子碱为例，分析生物碱类化合物的断键方式，如图 1－127 所示。

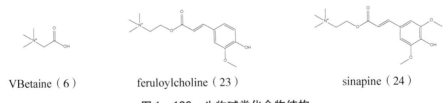

VBetaine（6）   feruloylcholine（23）   sinapine（24）

图 1－126 生物碱类化合物结构

化合物 6：准分子离子峰 ［M］⁺ 为 m/z 118.0866（$C_5H_{12}NO_2^+$），保留时间为 2.91 min。对其进行离子解析（图 1－128），m/z 72.0829 推测为准分子离子峰丢失一分子 HCOOH 产生，m/z 70.0666 推测为准分子离子峰丢失两分子 CH_3 和一分子 H_2O 产生，m/z 59.0766 推测为准分子离子峰丢失一分子 C_3H_9N 产生，m/z 58.0685 推测为准分子离子峰丢失一分子 CH_3COOH 产生。用对照品确证，该化合物为甜菜碱。

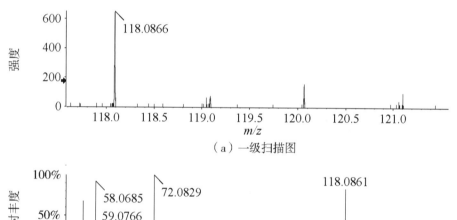

图 1－127　芥子碱的裂解方式

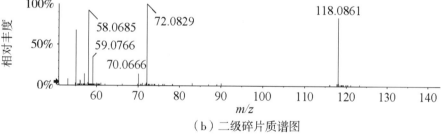

（a）一级扫描图

（b）二级碎片质谱图

图 1－128　化合物 6 正模式下一级扫描图及二级碎片质谱图

　　化合物 23：准分子离子峰 [M]$^+$ 为 m/z 280.1536（$C_{15}H_{22}NO_4^+$），保留时间为 10.40 min。对其进行离子解析（图 1－129），m/z 221.0802 推测为准分子离子峰丢失一分子 C_3H_9N 产生，m/z 206.0566 推测为准分子离子峰丢失一分子 C_3H_9N 和一分子 CH_3 产生，m/z 177.0542 推测为准分子离子峰丢失一分子 C_3H_9N 和一分子 CO_2 产生，m/z 145.0282 推测为准分子离子峰丢失一分子 C_3H_9N、一分子 CO_2 和一分子 CH_4O 产生。根据精确分子量、质谱行为及参考文献[35]，推测该化合物为阿魏酰胆碱。

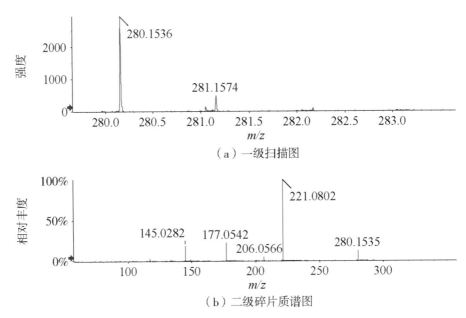

图 1-129 化合物 23 正模式下一级扫描图及二级碎片质谱图

化合物 24：准分子离子峰 [M]⁺ 为 m/z 310.1638（$C_{16}H_{24}NO_5$），保留时间为 10.76 min。对其进行离子解析（图 1-130），m/z 251.0901 推测为准分子离子峰丢失一分子 C_3H_9N 产生，m/z 207.0640 推测为准分子离子峰丢失一分子 C_3H_9N 和一分子 CO_2 产生，m/z 175.0380 推测为准分子离子峰丢失一分子 C_3H_9N、一分子 CO_2

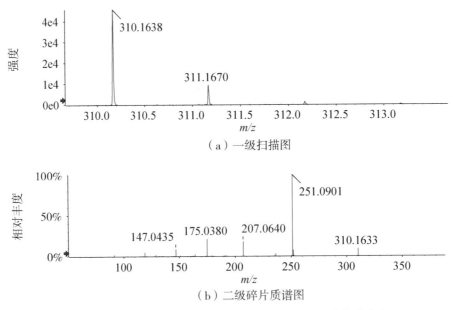

图 1-130 化合物 24 正模式下一级扫描图及二级碎片质谱图

和一分子 CH_4O 产生，m/z 147.0435 推测为准分子离子峰丢失一分子 $C_6H_{13}NO_2$ 和一分子 CH_4O 产生。用对照品确证，该化合物为芥子碱。

（五）倍半萜类

倍半萜类成分质谱碎片化规律随基本骨架及取代基的位置不同有很大差异。本研究中所确证的 3 个倍半萜类均来自药材白术，且基本骨架相似，结构如图 1 – 131 所示。分子中六元环连有碳碳双键，较易发生断裂；且分子中还含有 OCOR 的杂氧环，故会出现脱 H_2O、CO 或失去酸部分 [M – RCOOH]$^+$ 的峰。以白术内酯 I 为例，倍半萜内酯类化合物的断裂方式如图 1 – 132 所示。

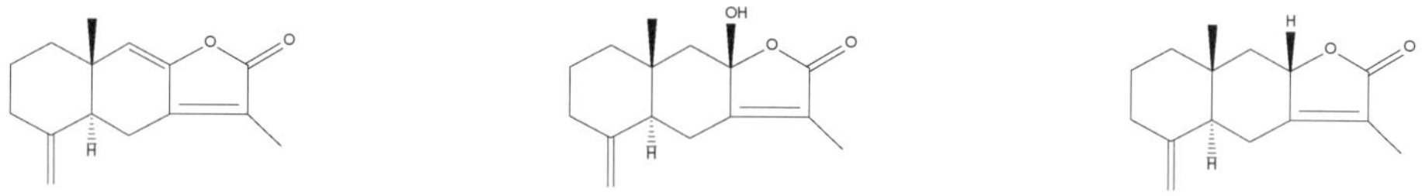

atractylenolide Ⅰ（114）　　atractylenolide Ⅲ（115）　　atractylenolide Ⅱ（124）

图 1 – 131　倍半萜内酯类化合物结构

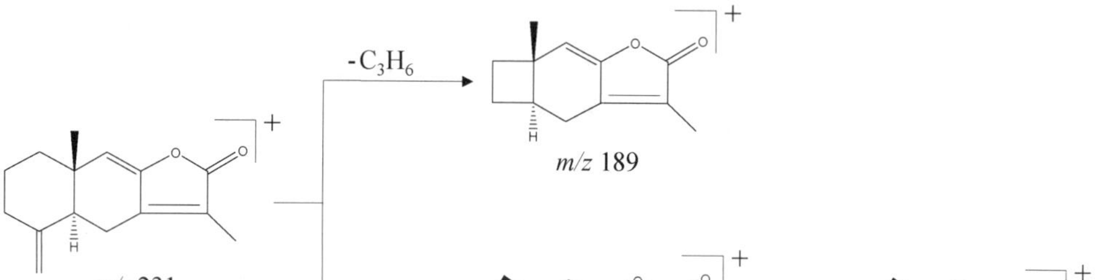

图 1 – 132　白术内酯 I 的裂解方式

化合物 114：准分子离子峰 [M + H]$^+$ 为 m/z 231.1375（$C_{15}H_{18}O_2$），保留时间为 25.65 min。对其进行离子解析（图 1 – 133），m/z 213.1247 推测为准分子离子峰丢失一分子 H_2O 产生，m/z 189.0910 推测为准分子离子峰丢失一分子 C_3H_6 产生，m/z 163.0744 推测为准分子离子峰丢失一分子 C_5H_8 产生，m/z 135.0415 推测为准分子离子峰丢失一分子 C_5H_8 和一分子 CO 产生[36]。用对照品确证，该化合物为白术内酯 I。

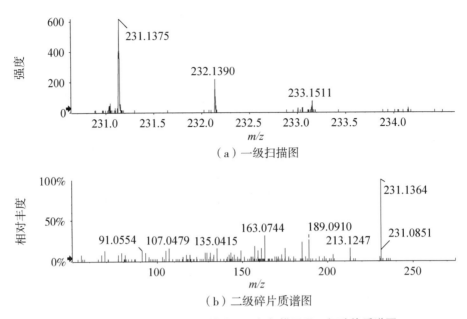

（a）一级扫描图

（b）二级碎片质谱图

图 1-133　化合物 114 正模式下一级扫描图及二级碎片质谱图

　　化合物 115：准分子离子峰［M+H］$^+$ 为 m/z 249.1474（$C_{15}H_{20}O_3$），保留时间为 25.65 min。对其进行离子解析（图 1-134），m/z 231.1384 推测为准分子离子峰丢失一分子 H_2O 产生，m/z 189.0903 推测为准分子离子峰丢失一分子 CH_3COOH 产生，m/z 163.0755 推测为准分子离子峰丢失一分子 H_2O 和一分子 C_5H_8 产生，m/z

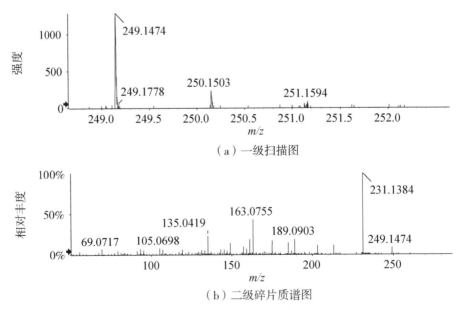

（a）一级扫描图

（b）二级碎片质谱图

图 1-134　化合物 115 正模式下一级扫描图及二级碎片质谱图

135.0419 推测为准分子离子峰丢失一分子 H_2O、一分子 C_5H_8 和一分子 CO 产生[36]。用对照品确证，该化合物为白术内酯Ⅲ。

化合物 124：准分子离子峰 $[M+H]^+$ 为 m/z 233.1527（$C_{15}H_{20}O_2$），保留时间为 26.98 min。对其进行离子解析（图 1-135），m/z 215.1423 推测为准分子离子峰丢失一分子 H_2O 产生，m/z 187.1480 推测为准分子离子峰丢失一分子 HCOOH 产生，m/z 177.0906 推测为准分子离子峰丢失一分子 C_2H_4 和一分子 CO 产生[36]。用对照品确证，该化合物为白术内酯Ⅱ。

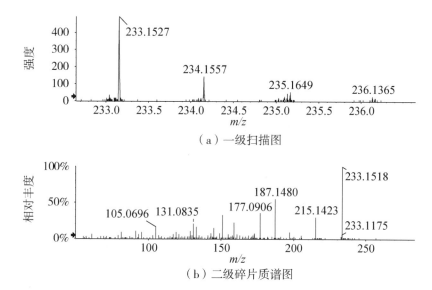

（a）一级扫描图

（b）二级碎片质谱图

图 1-135　化合物 124 正模式下一级扫描图及二级碎片质谱图

（六）香豆素类

本研究确证和指证的 2 种香豆素类化合物的结构如图 1-136 所示。香豆素类化合物在断裂过程中产生的碎片主要跟取代基种类和位置有关。例如，有 -OH 的取代基易脱水，有 -OCH₃ 的取代基易脱 CH_3 和 CH_4O；杂氧环易脱 CO；若 -OH 取代在 -CO- 的邻位，则易脱去 CO_2。以东莨菪内酯为例，香豆素类化合物的裂解方式如图 1-137 所示。

3,4,6-trihydroxy-coumarin（20）　　scopoletin（47）

图 1-136　香豆素类化合物的结构

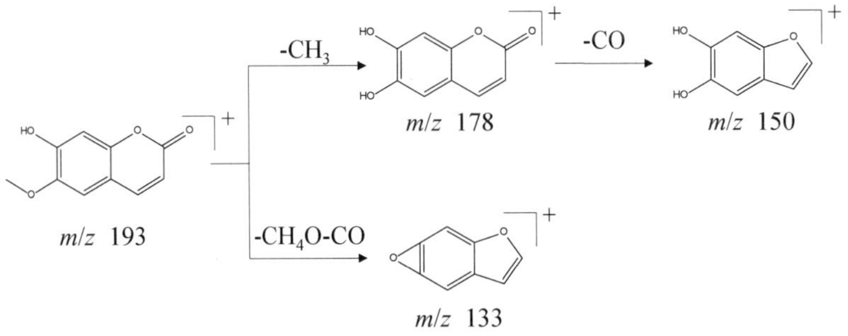

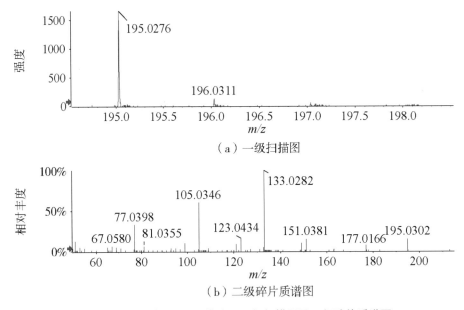

图 1 - 137 东莨菪内酯的裂解方式

化合物 20：准分子离子峰 [M + H]$^+$ 为 m/z 195.0276（$C_9H_6O_5$），保留时间为 8.27 min。对其进行离子解析（图 1 - 138），m/z 151.0381 推测为准分子离子峰丢失一分子 CO_2 产生，m/z 133.0282 推测为准分子离子峰丢失一分子 H_2O 和一分子 CO_2 产生，m/z 105.0346 推测为准分子离子峰丢失一分子 H_2O、一分子 CO_2 和一分子 C_2H_4 产生，m/z 77.0398 推测为准分子离子峰丢失一分子 H_2O、一分子 CO_2 和一分子 C_4H_8 产生。根据该化合物的精确分子量、质谱行为及参考文献[37]，推测该化合物为 3，4，6 - 三羟基香豆素。

（a）一级扫描图

（b）二级碎片质谱图

图 1 - 138 化合物 20 正模式下一级扫描图及二级碎片质谱图

化合物 47：准分子离子峰 [M + H]$^+$ 为 m/z 193.0489（$C_{10}H_8O_4$），保留时间为 15.04 min。对其进行离子解析（图 1 - 139），m/z 178.0250 推测为准分子离子峰丢失一分子 CH_3 产生，m/z 150.0289 推测为准分子离子峰丢失一分子 CH_3 和一分子

CO 产生，m/z 133.0282 推测为准分子离子峰丢失一分子 CO 和一分子 CH_4O 产生[38]。根据该化合物的精确分子量、质谱行为并比对数据库，推测该化合物为东莨菪内酯。

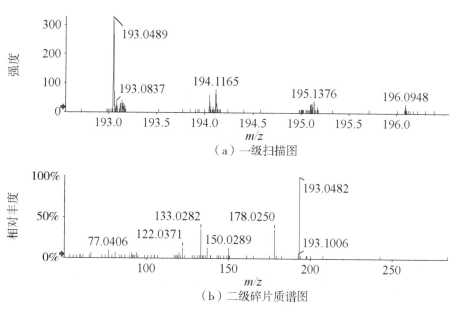

（a）一级扫描图

（b）二级碎片质谱图

图 1-139　化合物 47 正模式下一级扫描图及二级碎片质谱图

（七）四环三萜类

柠檬苦素类化合物属于四环三萜类化合物，本研究指证了 2 个柠檬苦素类化合物，结构如图 1-140 所示。四环三萜类化合物主要丢失 H_2O、CO、CO_2 和 CH_3COOH 等中性碎片。出现在 m/z 161 附近的碎片离子峰，是呋喃环连接的内酯环断裂后留下的残基[39]。以柠檬苦素为例，四环三萜类化合物的裂解方式如图 1-141 所示。

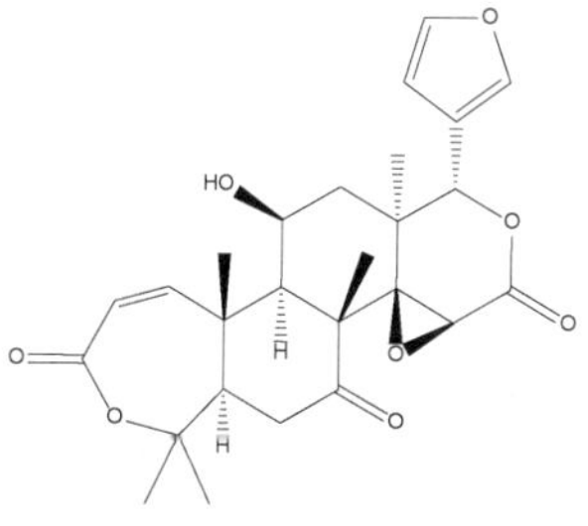

zapoterin（41） 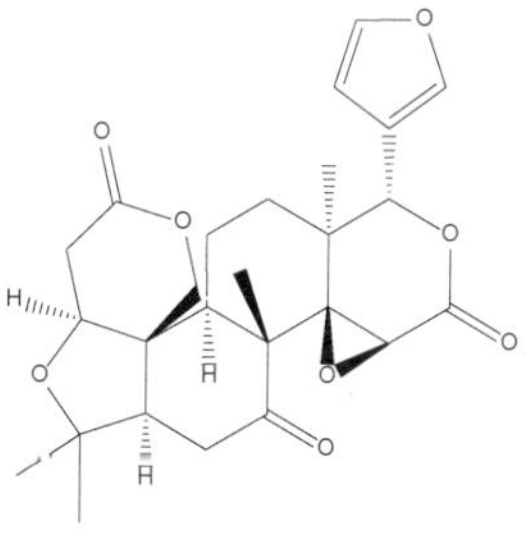　　　　　　　limonin（83）

图 1-140　柠檬苦素类化合物的结构

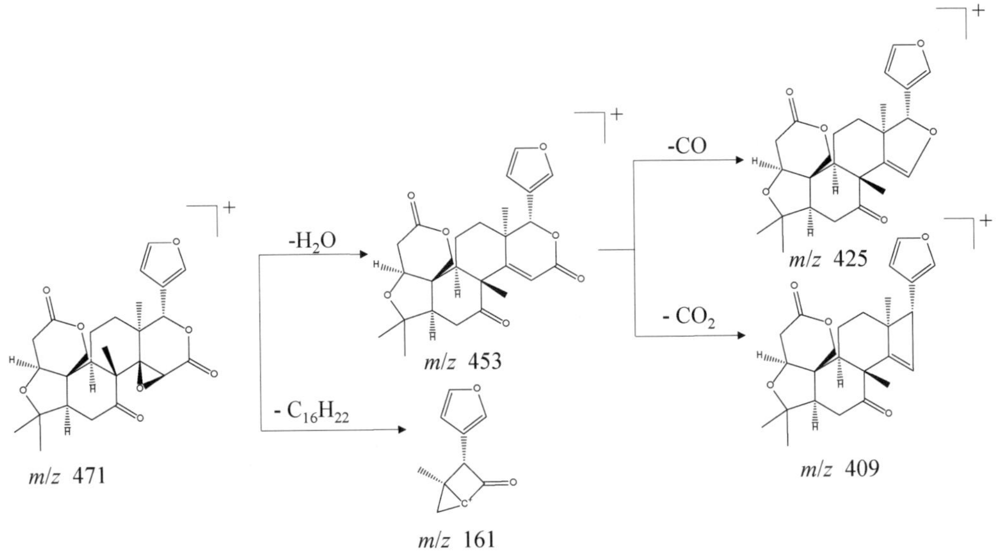

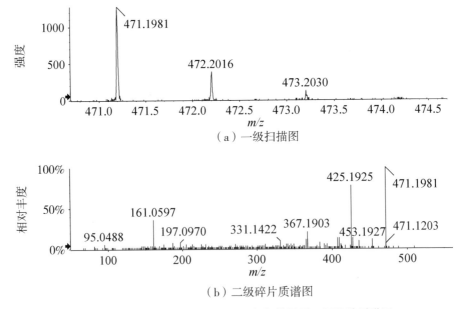

图 1 - 141 柠檬苦素的裂解方式

化合物 41：准分子离子峰 [M + H]$^+$ 为 m/z 471.1981 （$C_{26}H_{30}O_8$），保留时间为 14.39 min。对其进行离子解析（图 1 - 142），m/z 453.1927 推测为准分子离子峰丢失一分子 H_2O 产生，m/z 425.1925 推测为准分子离子峰丢失一分子 H_2O 和一分子 CO 产生，m/z 161.0597 推测为准分子离子峰丢失一分子 $C_{16}H_{22}O_6$ 产生。根据该化合物的精确分子量、质谱行为并比对数据库，推测该化合物为扎波特林[40]。

（a）一级扫描图

（b）二级碎片质谱图

图 1 - 142 化合物 41 正模式下一级扫描图及二级碎片质谱图

化合物 83：准分子离子峰 $[M + H]^+$ 为 m/z 471.1985 （$C_{26}H_{30}O_8$），保留时间为 20.62 min。对其进行离子解析（图 1 – 143），m/z 425.1958 推测为准分子离子峰丢失一分子 H_2O 和一分子 CO 产生，m/z 409.2037 推测为准分子离子峰丢失一分子 H_2O 和一分子 CO_2 产生，m/z 161.0601 推测为准分子离子峰丢失一分子 $C_{16}H_{22}O_6$ 产生[41]。比对数据库，并用对照品确证，该化合物为柠檬苦素。

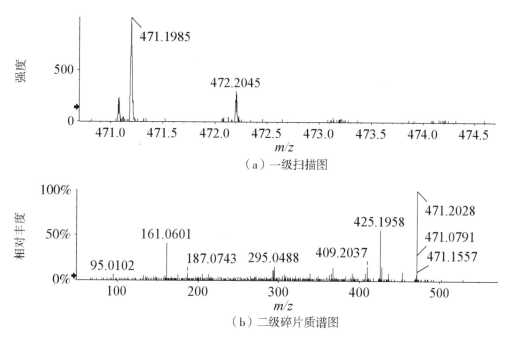

（a）一级扫描图

（b）二级碎片质谱图

图 1 – 143　化合物 83 正模式下一级扫描图及二级碎片质谱图

（八）醛类

本研究共指证和确证了 3 个醛类物质，包括 5 – 羟甲基糠醛、对羟基苯甲醛和香草醛，结构如图 1 – 144 所示。醛基在正模式下，易丢失 CO 基团，产生相对分子质量差 28 的碎片离子；而在负模式下，易丢失 CHO 基团，产生相对分子质量差 29 的碎片离子。若结构中还含有羟基、甲氧基，在断裂过程中也易失去 H_2O、CH_3、CH_4O 等。以 5 – 羟甲基糠醛为例，醛类化合物的裂解方式如图 1 – 145 所示。

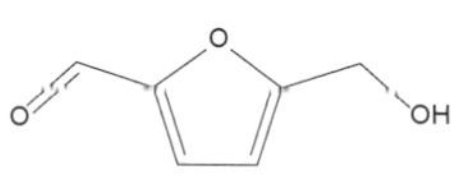

5-hydroxymethylfurfural（19） 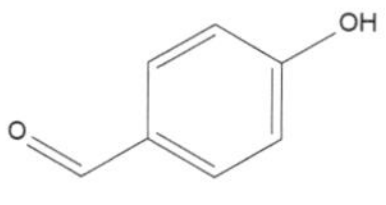　　4-hydroxybenzaldehyde（30） 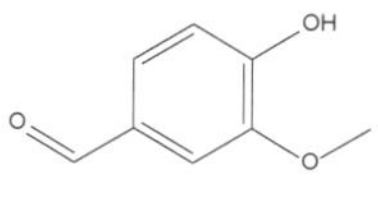　　vanillin（37）

图 1 – 144　醛类化合物的结构

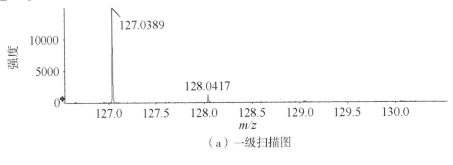

m/z 127 $\xrightarrow{-H_2O}$ m/z 109 $\xrightarrow{-CO}$ m/z 81 $\xrightarrow{-CO}$ m/z 53

图 1-145　5-羟甲基糠醛的裂解方式

化合物19：准分子离子峰 [M + H]$^+$ 为 m/z 127.0389（$C_6H_6O_3$），保留时间为7.06 min。对其进行离子解析（图1-146），m/z 109.0300 推测为准分子离子峰丢失一分子 H_2O 产生，m/z 81.0361 推测为准分子离子峰丢失一分子 H_2O 和一分子CO 产生，m/z 53.0436 推测为准分子离子峰丢失一分子 H_2O 和两分子 CO 产生。根据精确分子量、质谱行为，比对数据库，并用对照品确证，该化合物为5-羟甲基糠醛[36]。

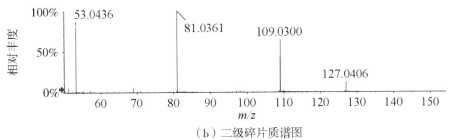

（a）一级扫描图

（b）二级碎片质谱图

图 1-146　化合物19 正模式下一级扫描图及二级碎片质谱图

化合物30：准分子离子峰 [M - H]$^-$ 为 m/z 121.0319（$C_7H_6O_2$），保留时间为12.90 min。对其进行离子解析（图1-147），m/z 92.0272 推测为准分子离子峰丢失一分子 CHO 产生。根据该化合物的精确分子量、质谱行为并比对 Pubchem 数据库，推测该化合物为对羟基苯甲醛。

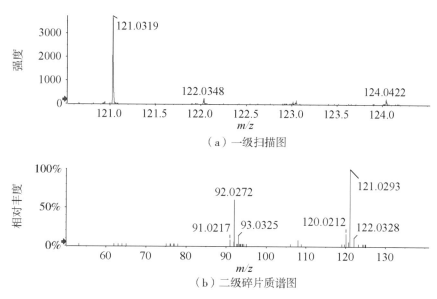

（a）一级扫描图

（b）二级碎片质谱图

图1-147　化合物30负模式下一级扫描图及二级碎片质谱图

化合物37：准分子离子峰 $[M+H]^+$ 为 m/z 153.0544（$C_8H_8O_3$），保留时间为 13.65 min。对其进行离子解析（图1-148），m/z 125.0577推测为准分子离子峰丢失一分子 CO 产生，m/z 110.0367推测为准分子离子峰丢失一分子 CH_3 和一分子 CO 产生，m/z 93.0340推测为准分子离子峰丢失一分子 CH_4O 和一分子 CO 产生。用对照品确证，该化合物为香草醛。

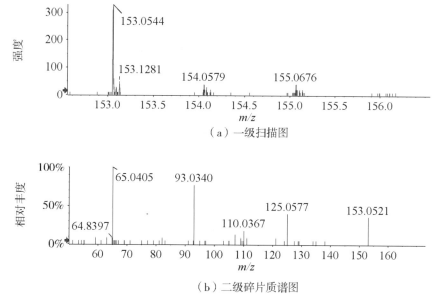

（a）一级扫描图

（b）二级碎片质谱图

图1-148　化合物37正模式下一级扫描图及二级碎片质谱图

（九）氨基酸类

我们共指证和确证了 8 种氨基酸，它们的结构如图 1－149 所示。氨基酸类化合物的极性较大，故出峰靠前。氨基酸类化合物的特异基团为 －COOH、－NH₂ 和 －R，当 －R 基团相对稳定（如异亮氨酸和苯丙氨酸），在碎裂过程中一般产生 HCOOH 和 NH₃ 的中性丢失；当 －R 基团与 －NH₂ 成环时（如脯氨酸），则仅产生 HCOOH 的碎片；当 －R 基团含有活泼的杂原子时，易断键产生相应的碎片（如精氨酸）。以精氨酸为例，氨基酸类化合物的断裂方式如图 1－150 所示。

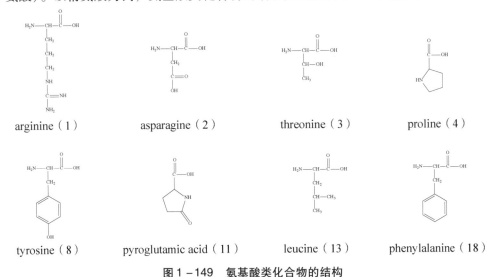

arginine（1）　　asparagine（2）　　threonine（3）　　proline（4）

tyrosine（8）　　pyroglutamic acid（11）　　leucine（13）　　phenylalanine（18）

图 1－149　氨基酸类化合物的结构

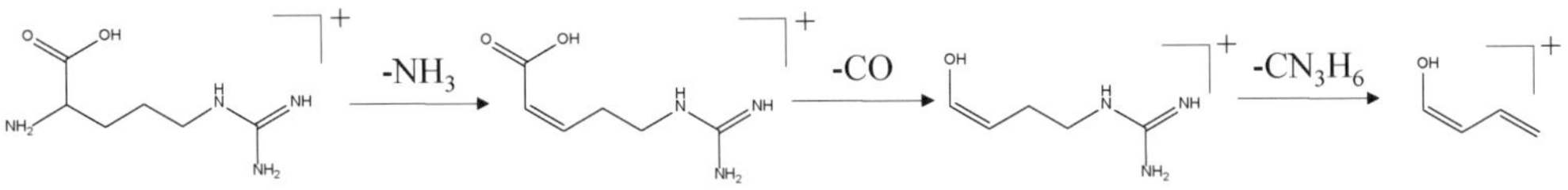

m/z 175　　m/z 158　　m/z 130　　m/z 70

图 1－150　精氨酸的裂解方式

化合物 1：准分子离子峰 $[M+H]^+$ 为 m/z 175.1182（$C_6H_{14}N_4O_2$），保留时间为 2.48 min。对其进行离子解析（图 1－151），m/z 158.0921 推测为准分子离子峰丢失一分子 NH_3 产生，m/z 130.0976 推测为准分子离子峰同时丢失一分子 NH_3 和一分子 CO 产生，m/z 116.0712 推测为准分子离子峰丢失一分子 CH_5N_3 产生，m/z 70.0677 推测为准分子离子峰丢失一分子 CH_5N_3 和一分子 HCOOH 产生。根据该化合物的精确分子量、质谱行为并比对数据库，用对照品确证，该化合物为精氨酸。

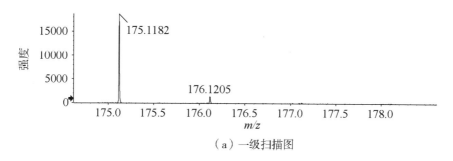

（a）一级扫描图

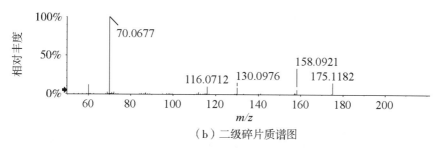

（b）二级碎片质谱图

图 1-151 化合物 1 正模式下一级扫描图及二级碎片质谱图

化合物 2：准分子离子峰 [M + H]⁺ 为 m/z 133.0605（$C_4H_8N_2O_3$），保留时间为 2.60 min。对其进行离子解析（图 1-152），m/z 116.0340 推测为准分子离子峰丢失一分子 NH_3 产生，m/z 87.0566 推测为准分子离子峰丢失一分子 HCOOH 产生，m/z 74.0261 推测为准分子离子峰丢失一分子 C_2H_5NO 产生，m/z 70.0312 推测为准分子离子峰丢失一分子 HCOOH 和一分子 NH_3 产生。用对照品确证，该化合物为天冬氨酸。

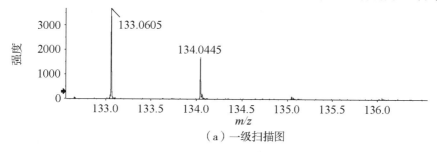

（a）一级扫描图

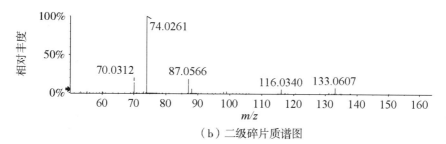

（b）二级碎片质谱图

图 1-152 化合物 2 正模式下一级扫描图及二级碎片质谱图

化合物3：准分子离子峰［M＋H］⁺为 m/z 120.0653（$C_4H_9NO_3$），保留时间为 2.62 min。对其进行离子解析（图1-153），m/z 74.0594 推测为准分子离子峰丢失一分子 HCOOH 产生，m/z 56.0489 推测为准分子离子峰丢失一分子 HCOOH 和一分子 H_2O 产生。根据该化合物的精确分子量、质谱行为并比对 Pubchem 数据库，推测该化合物为苏氨酸。

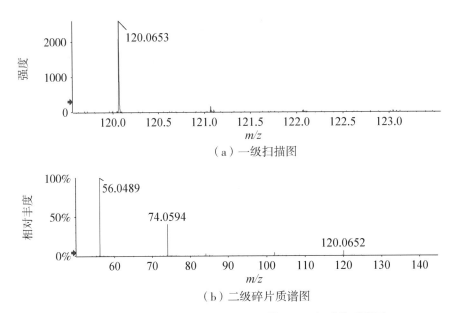

（a）一级扫描图

（b）二级碎片质谱图

图1-153 化合物3正模式下一级扫描图及二级碎片质谱图

化合物4：准分子离子峰［M＋H］⁺为 m/z 116.0705（$C_5H_9NO_2$），保留时间为 2.75 min。对其进行离子解析（图1-154），m/z 70.0677 推测为准分子离子峰丢失一分子 HCOOH 产生。根据该化合物的精确分子量、质谱行为并比对数据库，推测该化合物为脯氨酸。

化合物8：准分子离子峰［M＋H］⁺为 m/z 182.0806（$C_9H_{11}NO_3$），保留时间为 3.86 min。对其进行离子解析（图1-155），m/z 165.0522 推测为准分子离子峰丢失一分子 NH_3 产生，m/z 136.0751 推测为准分子离子峰丢失一分子 HCOOH 产生，m/z 119.0484 推测为准分子离子峰丢失一分子 HCOOH 和一分子 NH_3 产生。根据精确分子量、质谱行为并比对 Pubchem 数据库，推测该化合物为酪氨酸。

化合物11：准分子离子峰［M＋H］⁺为 m/z 130.0499（$C_5H_7NO_3$），保留时间为 4.14 min。对其进行离子解析（图1-156），m/z 84.0439 推测为准分子离子峰丢失一分子 HCOOH 产生，m/z 56.0488 推测为准分子离子峰丢失一分子 HCOOH 和一分子 CO 产生。根据该化合物的精确分子量、质谱行为并参考文献[42]，推测其为焦谷氨酸。

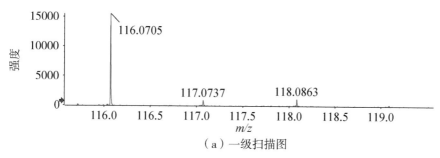

（a）一级扫描图

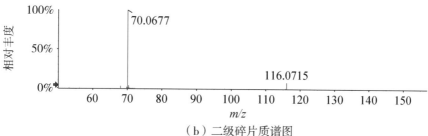

（b）二级碎片质谱图

图1-154 化合物4正模式下一级扫描图及二级碎片质谱图

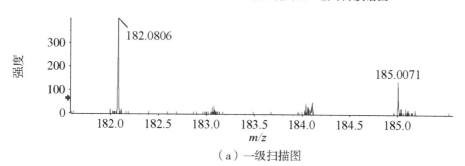

（a）一级扫描图

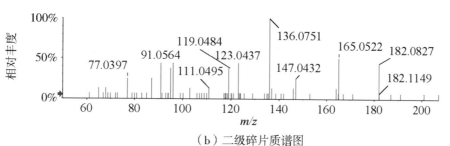

（b）二级碎片质谱图

图1-155 化合物8正模式下一级扫描图及二级碎片质谱图

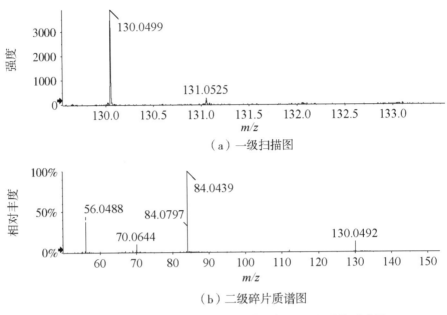

（a）一级扫描图

（b）二级碎片质谱图

图 1 - 156　化合物 11 正模式下一级扫描图及二级碎片质谱图

化合物 13：准分子离子峰 ［M + H］$^+$ 为 m/z 132.1018（$C_6H_{13}NO_2$），保留时间为 5.00 min。对其进行离子解析（图 1 - 157），m/z 86.0980 推测为准分子离子峰丢失一分子 HCOOH 产生，m/z 69.0728 推测为准分子离子峰丢失一分子 HCOOH 和一分子 NH_3 产生。根据该化合物的精确分子量、质谱行为并比对 Pubchem 数据库，推测该化合物为亮氨酸。

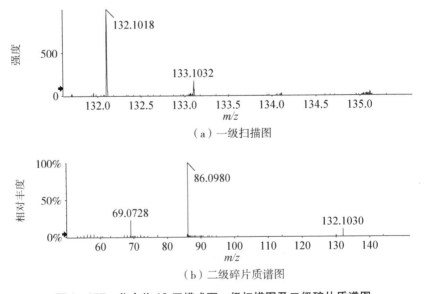

（a）一级扫描图

（b）二级碎片质谱图

图 1 - 157　化合物 13 正模式下一级扫描图及二级碎片质谱图

化合物 18：准分子离子峰 ［M + H］$^+$ 为 m/z 166.0861（C$_9$H$_{11}$NO$_2$），保留时间为 7.01 min。对其进行离子解析（图 1 - 158），m/z 120.0811 推测为准分子离子峰丢失一分子 HCOOH 产生，m/z 103.0551 推测为准分子离子峰丢失一分子 HCOOH 和一分子 NH$_3$ 产生。比对数据库，并用对照品确证，该化合物为苯丙氨酸。

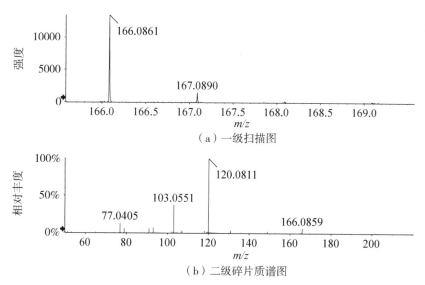

（a）一级扫描图

（b）二级碎片质谱图

图 1 - 158　化合物 18 正模式下一级扫描图及二级碎片质谱图

（十）核苷类及核苷酸类

本研究共确证了 3 种核苷类并指证了 2 种核苷酸类，它们的结构如图 1 - 159 所示。核苷由嘌呤或嘧啶与五碳糖形成，核苷酸在核苷的基础上多一个磷酸基团。在断裂过程中，磷酸基团和五碳糖基团相对容易脱落。以尿嘧啶核苷酸为例，此类物质的断裂方式如图 1 - 160 所示。

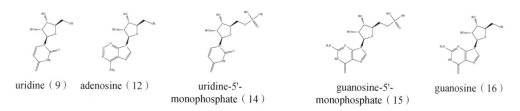

uridine（9）　　adenosine（12）　　uridine-5'-monophosphate（14）　　guanosine-5'-monophosphate（15）　　guanosine（16）

图 1 - 159　核苷及核苷酸类化合物的结构

化合物 9：准分子离子峰 ［M - H］$^-$ 为 m/z 243.0624（C$_9$H$_{12}$N$_2$O$_6$），保留时间为 3.98 min。对其进行离子解析（图 1 - 161），m/z 200.0551 推测为准分子离子峰丢失一分子 CONH 产生，m/z 110.0276 推测为准分子离子峰丢失一分子 C$_5$H$_9$O$_4$ 产生。用对照品确证，该化合物为尿嘧啶核苷。

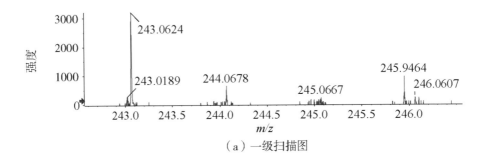

图 1-160　尿嘧啶核苷酸的裂解方式

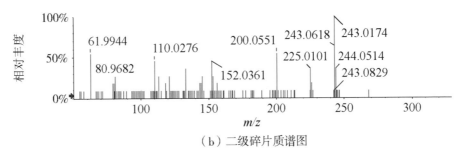

（a）一级扫描图

（b）二级碎片质谱图

图 1-161　化合物 9 负模式下一级扫描图及二级碎片质谱图

化合物 12：准分子离子峰［M+H］⁺为 m/z 268.1024（$C_{10}H_{13}N_5O_4$），保留时间为 4.66 min。对其进行离子解析（图 1-162），m/z 136.0612 推测为准分子离子峰丢失一分子 $C_5H_8O_4$ 产生。用对照品确证，该化合物为腺嘌呤核苷。

化合物 14：准分子离子峰［M-H］⁻为 m/z 323.0287（$C_9H_{13}N_2O_9P$），保留时间为 5.17 min。对其进行离子解析（图 1-163），m/z 211.0011 推测为准分子离子峰丢失一分子 $C_4H_4N_2O_2$ 产生，m/z 111.0197 推测为准分子离子峰丢失一分子 $C_5H_9O_7P$ 产生。根据该化合物的精确分子量、质谱行为并比对 Pubchem 数据库，推测该化合物为尿嘧啶核苷酸。

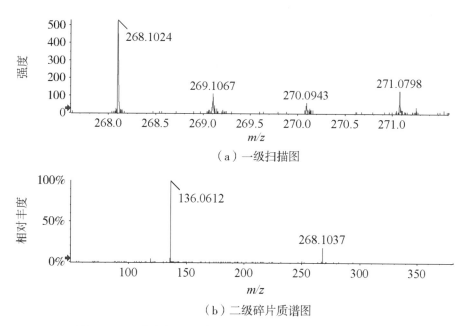

（a）一级扫描图

（b）二级碎片质谱图

图 1-162　化合物 12 正模式下一级扫描图及二级碎片质谱图

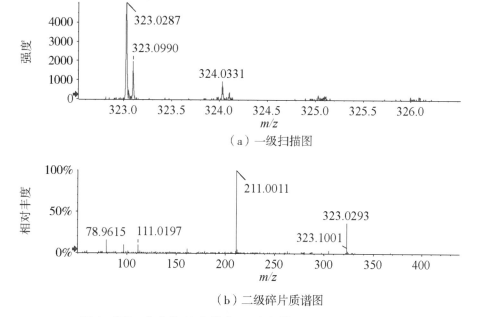

（a）一级扫描图

（b）二级碎片质谱图

图 1-163　化合物 14 负模式下一级扫描图及二级碎片质谱图

化合物 15：准分子离子峰［M－H］⁻为 m/z 362.0504（$C_{10}H_{14}N_5O_8P$），保留时间为 5.53 min。对其进行离子解析（图 1-164），m/z 211.0012 推测为准分子离子峰丢失一分子 $C_5H_5N_5O$ 产生，m/z 150.0413 推测为准分子离子峰丢失一分子

$C_5H_9O_7P$ 产生。根据该化合物的精确分子量、质谱行为，并比对 Pubchem 数据库，推测该化合物为鸟嘌呤核苷酸。

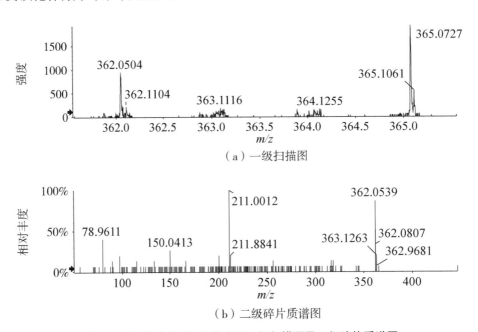

（a）一级扫描图

（b）二级碎片质谱图

图 1 - 164　化合物 15 负模式下一级扫描图及二级碎片质谱图

化合物 16：准分子离子峰 ［M － H］⁻ 为 m/z 282.0842（$C_{10}H_{13}N_5O_5$），保留时间为 5.87 min。对其进行离子解析（图 1 - 165），m/z 178.0989 推测为准分子离子

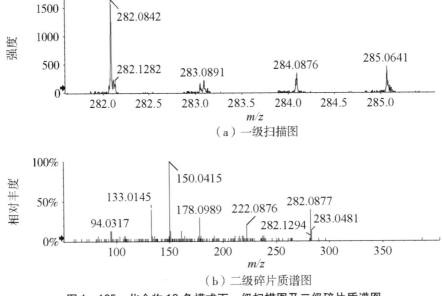

（a）一级扫描图

（b）二级碎片质谱图

图 1 - 165　化合物 16 负模式下一级扫描图及二级碎片质谱图

峰丢失一分子 $C_4H_8O_3$ 产生，m/z 150.0415 推测为准分子离子峰丢失一分子 $C_5H_8O_4$ 产生，m/z 133.0145 推测为准分子离子峰丢失一分子 $C_5H_3N_5O$ 产生。用对照品确证，该化合物为鸟嘌呤核苷。

（十一）其他类成分分析

1. 含硫腈类化合物

本研究从药材莱菔子中指证了 1 种特殊的含硫腈类物质 5 - 甲亚砜基戊 - 4 - 烯腈，它是莱菔素的代谢产物。5 - 甲亚砜基戊 - 4 - 烯腈的裂解方式如图 1 - 166 所示。

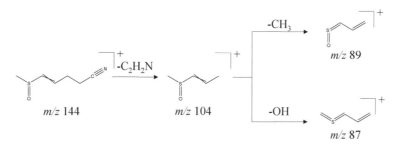

图 1 - 166 5 - 甲亚砜基戊 - 4 - 烯腈的裂解方式

化合物 17：准分子离子峰 ［M + H］+ 为 m/z 144.0475 （C_6H_9NOS），保留时间为 6.00 min。对其进行离子解析（图 1 - 167），m/z 104.0298 推测为准分子离子峰

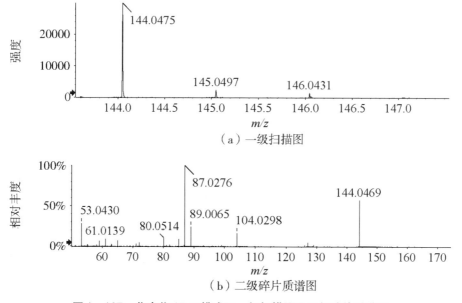

（a）一级扫描图

（b）二级碎片质谱图

图 1 - 167 化合物 17 正模式下一级扫描图及二级碎片质谱图

丢失一分子 C_2H_2N 产生，m/z 89.0065 推测为准分子离子峰丢失一分子 C_2H_2N 和一分子 CH_3 产生，m/z 87.0276 推测为准分子离子峰丢失一分子 C_2H_2N 和一分子 OH 产生。根据该化合物的精确分子量、质谱行为和参考文献[43]，推测该化合物为 5 - 甲亚砜基戊 - 4 - 烯腈。

2. 环肽类

环肽类化合物由氨基酸构成的环状小分子肽。本研究在药材陈皮中指证了 1 个环肽类成分柑橘素Ⅲ。柑橘素Ⅲ中含有多个肽键，在碎裂过程中易丢失小分子 CO。此外，肽键也会断裂，丢失部分氨基酸后重新连接成新的肽键。柑橘素Ⅲ的裂解方式如图 1 - 168 所示。

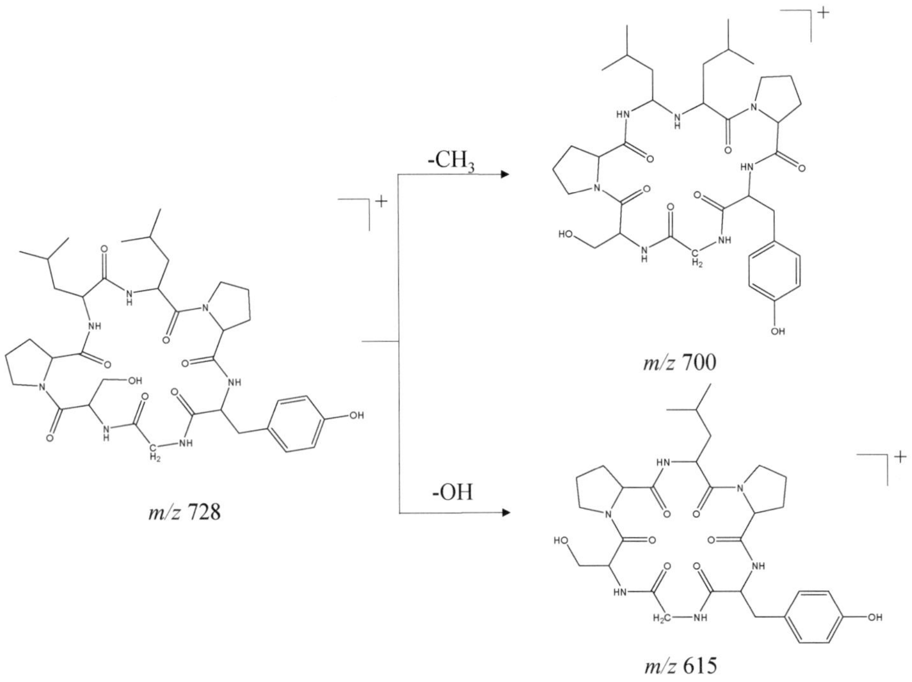

图 1 - 168 　柑橘素 Ⅲ 的裂解方式

化合物 93：准分子离子峰 [M + H]$^+$ 为 m/z 728.3946（$C_{36}H_{53}N_7O_9$），保留时间为 22.08 min。对其进行离子解析（图 1 - 169），m/z 700.3979 推测为准分子离子峰丢失一分子 CO 产生，m/z 615.3115 推测为准分子离子峰丢失一分子 $C_6H_{11}NO$ 产生。根据该化合物的精确分子量、质谱行为及参考文献[6]，推测该化合物为柑橘素Ⅲ。

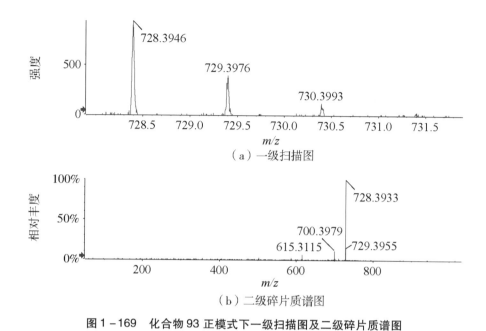

（a）一级扫描图

（b）二级碎片质谱图

图 1-169　化合物 93 正模式下一级扫描图及二级碎片质谱图

第二节　健儿消食口服液化学成分的定量分析

本节采用相对定量法，对健儿消食口服液中 53 个化学成分进行定量分析。这 53 个成分是经研究证实了的在健儿消食口服液七味药材中含量较高且有效的成分。

【实验材料】

健儿消食口服液（规格：10 mL × 10 支/盒，生产批号：6119120101、6119120102、6120060104，广东利泰制药股份有限公司）；其余与本章第一节相同。

【实验部分】

（一）对照品溶液的制备

考虑到样品中不同成分的量存在较大数量级的差异，经预实验摸索，先按不同比例配制混标母液共 5 mL，作为 1 倍稀释供试液；再对其进行一系列梯度（×1、

×2、×5、×10、×20、×50、×100、×200、×500、×1000、×2000、×5000）稀释。取各稀释后对照品混合液 2 mL 加入内标物氘代柚皮苷母液 4 μL，配制成线性梯度对照品供试液。

（二）供试品溶液的制备

分别精密量取健儿消食口服液、各单味药材煎煮液、炼蜜水溶液 2 mL，分别置 50 mL 量瓶中，加水 15 mL，摇匀，再加甲醇 25 mL，摇匀，超声处理（功率 250 W，频率 50 kHz）5 min，放冷，加甲醇稀释至刻度，摇匀，离心（转速为 3000 r/ min）10 min，取上清液，经 0.22 μm 滤膜过滤，用移液管精密量取 1 mL 续滤液，加入 50% 甲醇溶液稀释，定容至 10 mL 容量瓶。再取原续滤液和 10 倍稀释液各 2 mL，分别加入 4 μL 氘代柚皮苷，作为定量分析的供试品溶液。

（三）检测条件

液相色谱条件、质谱条件与本章第一节相同。

（四）峰面积的获取

利用 PeakView 1.2 软件保存 MultiQuant Method，用 MultiQuant 2.1 软件获取待测组分的峰面积。

【实验结果】

（一）线性回归方程

以 $A/A_{内标}$ 为纵坐标，$C/C_{内标}$ 为横坐标，做线性回归，53 个待测物的线性回归方程见如图 1 - 170 所示。各测定成分中，除黄芪皂苷 I 外，其余 52 个成分的 r^2 值均大于 0.99。另外，以 3 倍噪音值确定检出限，10 倍噪音值确定定量限。根据线性梯度确定了各待测物的线性上下限。再根据样品各待测物峰面积响应值与内标峰面积的响应值计算各成分在口服液中的含量，如表 1 - 5 所示。每毫升样品中黄芩苷达到 mg 级别；白术内酯 II 和甲基麦冬黄烷酮 A 为 ng 级别；其余大多数为 μg 级别。

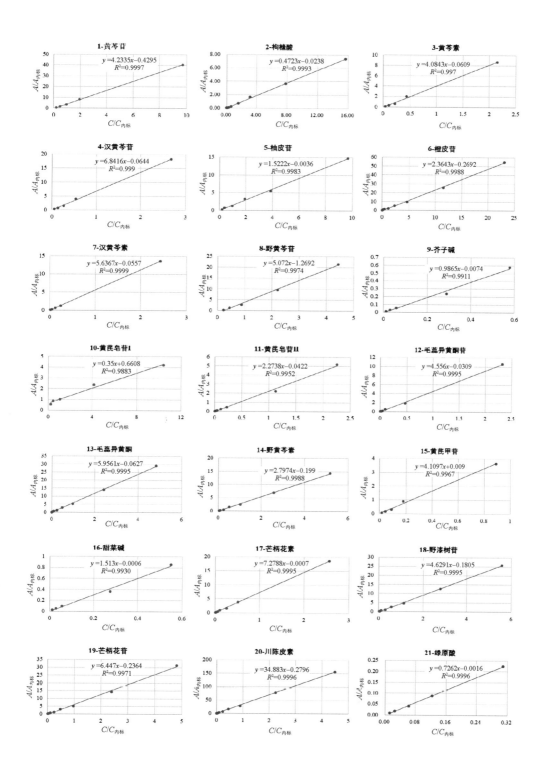

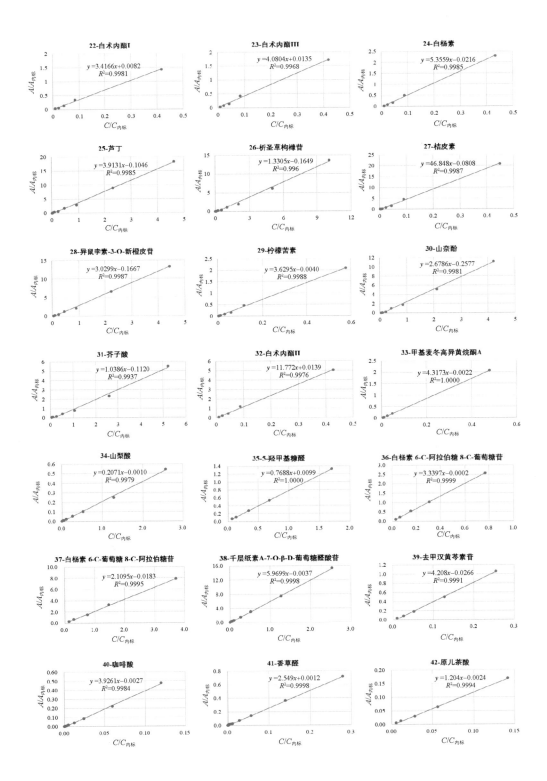

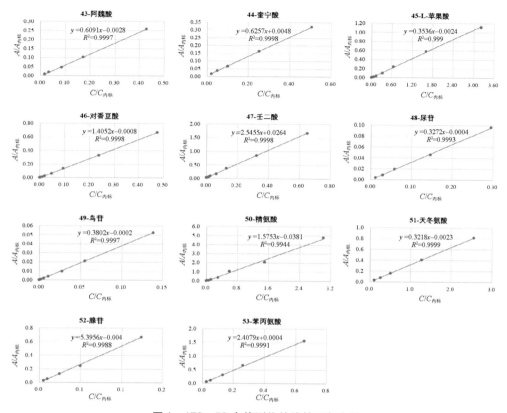

图 1 - 170 53 个待测物的线性回归方程

(二) 相对定量

在相对定量中，我们选取与待测物结构相似的对照品，用于待测物的相对定量。结果如表 1 - 6 所示。

表 1 - 5　健儿消食口服液中 53 个成分定量分析

序号	化合物	线性方程	r^2	检出限 (μg/mL)	定量限 (μg/mL)	线性下限 (μg/mL)	线性上限 (μg/mL)	健儿消食口服液 (μg/mL)
1	黄芩苷	$y=4.2335x-0.4295$	0.9997	0.256	0.382	0.479	19.295	2891.961
2	枸橼酸	$y=0.4723x-0.0238$	0.9993	0.100	0.101	0.050	31.137	775.659
3	黄芩素	$y=4.0843x-0.0609$	0.997	0.033	0.041	0.074	4.252	94.394
4	汉黄芩苷	$y=6.8416x-0.0644$	0.999	0.038	0.084	0.105	5.310	748.888
5	柚皮苷	$y=1.5222x-0.0036$	0.9983	0.123	0.398	0.369	19.305	121.589
6	橙皮苷	$y=2.3643x-0.2692$	0.9988	0.244	0.285	0.324	46.436	151.604
7	汉黄芩素	$y=5.6367x-0.0557$	0.9999	0.024	0.035	0.045	4.835	77.634
8	野黄芩苷	$y=5.072x-1.2692$	0.9974	0.498	0.501	0.591	8.917	33.099
9	芥子碱	$y=0.9865x-0.0074$	0.9911	0.019	0.027	0.036	1.183	136.463
10	黄芪皂苷 I	$y=0.35x+0.6608$	0.9883	2.540	0.292	0.208	10.404	5.651
11	黄芪皂苷 II	$y=2.2738x-0.0422$	0.9952	0.042	0.053	0.045	4.598	10.900
12	毛蕊异黄酮苷	$y=4.556x-0.0309$	0.9995	0.015	0.018	0.020	4.627	19.269
13	毛蕊异黄酮	$y=5.9561x-0.0627$	0.9995	0.022	0.024	0.024	9.670	13.222
14	野黄芩素	$y=2.7974x-0.199$	0.9988	0.145	0.155	0.183	10.349	11.633
15	黄芪甲苷	$y=4.1097x+0.009$	0.9967	0.005	0.027	0.025	1.757	2.499
16	甜菜碱	$y=1.513x-0.0006$	0.9930	0.007	0.020	0.032	1.122	5.147
17	芒柄花素	$y=7.2788x-0.0007$	0.9995	0.004	0.012	0.012	5.081	4.795
18	野漆树苷	$y=4.6291x-0.1805$	0.9995	0.082	0.094	0.119	11.119	6.931
19	芒柄花苷	$y=6.447x-0.2364$	0.9971	0.074	0.078	0.082	9.746	8.144

续上表

序号	化合物	线性方程	r^2	检出限（μg/mL）	定量限（μg/mL）	线性下限（μg/mL）	线性上限（μg/mL）	健儿消食口服液（μg/mL）
20	川陈皮素	$y=34.883x-0.2796$	0.9996	0.016	0.017	0.018	8.955	4.331
21	绿原酸	$y=0.7262x-0.0014$	0.9996	0.030	0.090	0.010	1.228	10.286
22	白术内酯 I	$y=3.4166x+0.0082$	0.9981	0.005	0.028	0.016	0.828	3.299
23	白术内酯 Ⅲ	$y=4.0804x+0.0135$	0.9968	0.009	0.045	0.013	0.831	3.189
24	白杨素	$y=5.3559x-0.0216$	0.9985	0.012	0.022	0.019	0.860	3.351
25	芦丁	$y=3.9131x-0.1046$	0.9985	0.058	0.068	0.079	9.287	19.593
26	圻圣草枸橼苷	$y=1.3305x-0.1649$	0.9960	0.247	0.249	0.254	20.504	11.405
27	桔皮素	$y=46.848x-0.0808$	0.9987	0.004	0.006	0.008	0.889	1.420
28	异鼠李素-3-O-新橙皮苷	$y=3.0299x-0.1667$	0.9987	0.130	0.179	0.174	8.861	4.803
29	柠檬苦素	$y=3.6295x-0.0040$	0.9988	0.004	0.007	0.008	1.146	3.255
30	山奈酚	$y=2.6786x-0.2577$	0.9981	0.194	0.199	0.206	8.503	7.287
31	芥子酸	$y=1.0386x-0.1120$	0.9937	0.244	0.314	0.308	10.704	8.819
32	白术内酯 II	$y=11.772x+0.0139$	0.9976	0.002	0.012	0.012	0.848	0.456
33	甲基麦冬高异黄烷酮 A	$y=4.3173x-0.0022$	1.0000	0.010	0.030	0.012	0.954	0.302
34	山梨酸	$y=0.2071x-0.0010$	0.9979	0.030	0.076	0.041	5.125	276.73
35	5-羟甲基糠醛	$y=0.7688x+0.0099$	1.0000	0.003	0.069	0.054	3.388	533.96
36	白杨素 6-C-阿拉伯糖 8-C-葡萄糖苷	$y=3.3397x-0.0002$	0.9999	0.001	0.004	0.024	7.650	143.26
37	白杨素 6-C-葡萄糖 8-C-阿拉伯糖苷	$y=2.1095x-0.0183$	0.9995	0.025	0.045	0.024	14.800	177.59

续上表

序号	化合物	线性方程	r^2	检出限 (μg/mL)	定量限 (μg/mL)	线性下限 (μg/mL)	线性上限 (μg/mL)	健儿消食口服液 (μg/mL)
38	千层纸素 A - 7 - O - β - D - 葡萄糖醛酸苷	$y = 5.9699x - 0.0037$	0.9998	0.006	0.018	0.040	5.050	195.57
39	去甲汉黄芩素苷	$y = 4.208x - 0.0266$	0.9991	0.013	0.014	0.020	2.540	237.79
40	咖啡酸	$y = 3.9261x - 0.0027$	0.9984	0.001	0.002	0.001	0.239	0.315
41	香草醛	$y = 2.549x + 0.0012$	0.9998	0.001	0.006	0.001	0.557	1.250
42	原儿茶酸	$y = 1.204x - 0.0024$	0.9994	0.004	0.004	0.001	0.564	2.631
43	阿魏酸	$y = 0.6091x - 0.0028$	0.9997	0.010	0.012	0.003	1.703	8.058
44	奎尼酸	$y = 0.6257x + 0.0048$	0.9998	0.001	0.039	0.040	1.002	47.796
45	L - 苹果酸	$y = 0.3536x - 0.0024$	0.999	0.015	0.017	0.051	6.375	168.943
46	对香豆酸	$y = 1.4052x - 0.0008$	0.9998	0.001	0.002	0.002	0.945	2.734
47	壬二酸	$y = 2.5455x + 0.0264$	0.9998	0.056	0.234	0.002	1.289	3.087
48	尿苷	$y = 0.3272x - 0.0004$	0.9993	0.005	0.012	0.005	0.585	14.382
49	鸟苷	$y = 0.3802x - 0.0002$	0.9997	0.002	0.005	0.001	0.275	2.643
50	精氨酸	$y = 1.5753x - 0.0381$	0.9944	0.050	0.054	0.048	29.825	113.76
51	天冬氨酸	$y = 0.3218x - 0.0023$	0.9999	0.019	0.031	0.040	25.250	54.44
52	腺嘌呤核苷	$y = 5.3956x - 0.004$	0.9988	0.002	0.002	0.004	2.468	9.700
53	苯丙氨酸	$y = 2.4079x + 0.0004$	0.9991	0.001	0.004	0.004	2.605	11.74

表1-6　健儿消食口服液相对定量结果

序号	化合物	AR	BR	CRP	CF	RS	SR	OR	RH	S_1	S_2	S_3	$C_{线性}$ (μg/mL)	$C_{相对}$ (μg/mL)	偏差值 d
1	精氨酸[a,d]	135.8	424.8	7.6		9.0	382.2	67.2		113.8	119.5	137.7	113.8	123.7	10.2
2	天冬氨酸[a]	181.1	104.6	28.8		10.7		7.3		54.4	59.6	64.9	54.4	59.6	4.3
3	苏氨酸	10.7						2.5		17.6	18.4	14.1		16.7	1.8
4	脯氨酸	92.0	50.2	46.1			44.5	30.5		59.1	61.2	59.8		60.0	0.9
8	酪氨酸	2.5	3.7	1.3		1.1	5.4	3.0		14.3	16.1	16.1		15.5	0.9
11	焦谷氨酸	11.8	19.6				41.1	32.3		115.4	123.7	102.0		113.7	8.9
13	亮氨酸	6.6	4.1	0.8		1.1	1.1	7.2		18.7	19.6	19.7		19.3	0.5
18	苯丙氨酸[a]	2.5	3.8	0.9		2.9	1.2	2.7	4.0	11.8	13.0	14.1	11.7	13.0	0.9
9	尿嘧啶核苷[a]	9.1	8.2	2.9	1.4	1.8	2.6	2.2	2.3	13.5	14.3	14.4	14.4	14.0	0.5
12	腺嘌呤核苷[a]	11.0	5.2	5.2	0.5	3.4	3.5	1.6	1.1	8.1	7.3	10.8	9.7	8.7	1.5
16	鸟嘌呤核苷[a]	9.0	4.2	2.0		0.5	1.6	0.8		2.7	2.7	2.6	2.6	2.7	0.1
58	木犀草苷						1.3			0.8	0.6	0.7		0.7	0.1
68	粘毛黄芩素 III						4.4			7.6	6.9	8.6		7.7	0.7
80	野黄芩素[a]						48.7			8.6	9.6	10.3	11.6	9.5	0.7
90	粘毛黄芩素 II						1.5			2.3	2.1	2.0		2.1	0.2
94	山奈酚[a]						8.4			7.4	7.1	8.8	7.3	7.8	0.7
97	去甲汉黄芩素						4.6			10.7	9.3	9.0		9.6	0.7
100	半枝莲素（韧黄芩素 II）						17.5			26.2	24.8	25.1		25.4	0.6
101	黄芩黄酮						1.6			2.6	2.5	3.1		2.7	0.2

续上表

序号	化合物	AR	BR	CRP	CF	RS	SR	OR	RH	S_1	S_2	S_3	$C_{线性}$ (μg/mL)	$C_{相对}$ (μg/mL)	偏差值 d
102	黄芩素[a]						86.4			94.4	92.0	99.4	94.4	95.3	3.1
104	5,7,2'-三羟基-8,6'-二甲氧基黄酮						2.5			3.8	3.6	3.9		3.8	0.1
106	黄芩黄酮Ⅱ（黄芩新素）						31.2			74.2	63.7	78.6		72.2	6.3
110	汉黄芩素[a, d]						59.2			95.4	84.1	99.4	95.4	93.0	6.5
111	5,7-二羟基-8,2'-二甲氧基黄酮						15.4			18.9	18.3	18.9		18.7	0.3
113	白杨素（5,7-二羟基黄酮）[a]						4.9			3.4	3.7	4.3	3.4	3.8	0.4
117	千层纸素A						39.3			28.8	27.1	33.3		29.7	2.6
118	黄芩黄酮Ⅰ						2.2			2.6	2.4	3.5		2.8	0.4
120	8,8"-双黄芩素						3.2			0.9	1.2	0.6		0.9	0.2
121	韧黄芩素Ⅰ						2.6			4.5	3.7	4.7		4.3	0.4
105	甜橙黄酮（5,6,7,3',4'-五甲氧基黄酮）			0.8						0.5	0.6	0.4		0.5	0.1
107	异橙黄酮（3',4',5,7,8-五甲氧基黄酮）			0.8						0.4	0.4	0.4		0.4	0.0
108	5,6,7,3',4',5'-六甲氧基黄酮			0.5						0.3	0.3	0.2		0.2	0.0
109	3,3',4',5,6,8-六甲氧基黄酮			0.5						0.2	0.2	0.2		0.2	0.0
112	4',5,6,7-四甲氧基黄酮			0.5						0.3	0.3	0.3		0.3	0.0

续上表

序号	化合物	AR	BR	CRP	CF	RS	SR	OR	RH	S_1	S_2	S_3	$C_{线性}$ (μg/mL)	$C_{相对}$ (μg/mL)	偏差值 d
116	川陈皮素 [a,d]			6.9						4.3	4.5	3.8	4.3	4.2	0.3
119	3,5,6,7,8,3',4'-七甲氧基黄酮			9.0						6.5	6.7	5.2		6.1	0.7
122	柚皮黄素			0.5						0.5	0.5	0.3		0.4	0.1
123	桔皮素 (5,6,7,8,4'-五甲氧基黄酮) [a]			2.2						1.4	1.4	1.5	1.4	1.4	0.0
125	5-羟基-3,6,7,8,3',4'-六甲氧基黄酮			0.2						0.2	0.2	0.1		0.2	0.0
126	3,5,6,7,3',4'-六甲氧基黄酮			0.3						0.2	0.2	0.2		0.2	0.0
29	木犀草素-6,8-二-葡萄糖苷			1.2						1.1	1.2	1.0		1.1	0.1
35	维采宁-2			9.7			0.2			6.6	7.0	5.7		6.4	0.5
39	香叶木素-6,8-二-葡萄糖苷			2.5						1.9	2.1	1.6		1.9	0.2
40	金圣草黄素-6,8-二-葡萄糖苷			1.4						1.1	1.5	1.1		1.2	0.2
42	芹菜素6-阿拉伯糖基-8-葡萄糖苷						2.8			3.6	3.0	3.3		3.3	0.3
43	芹菜素8-阿拉伯糖基-6-葡萄糖苷						2.2			2.6	2.3	3.0		2.6	0.3

续上表

序号	化合物	AR	BR	CRP	CF	RS	SR	OR	RH	S_1	S_2	S_3	$C_{线性}$ (μg/mL)	$C_{相对}$ (μg/mL)	偏差值 d
49	白杨素-6,8-二-葡萄糖苷						5.0			3.7	3.5	3.8	3.7	3.7	0.1
55	白杨素6-阿拉伯糖8-葡萄糖苷[a,d]						157.8			143.3	152.8	150.2	143.3	148.8	4.0
60	白杨素6-葡萄糖8-阿拉伯糖苷[a]						184.7			177.6	150.9	162.9	177.6	163.8	10.9
64	白杨素-6-龙胆苷						5.1			4.8	4.3	4.8		4.6	0.2
67	白杨素-8-葡萄糖苷						8.6			11.3	10.3	12.8		11.5	1.0
36	木犀草素-7-葡萄糖苷（木犀草苷）						1.9			2.6	2.0	3.9		2.8	0.8
54	粘毛黄芩素 III 2'-葡萄糖苷 5,2',6'-三羟基-7,8-二						14.0			22.4	20.4	23.1		21.9	1.1
56	甲氧基黄酮-2'-O-β吡喃葡萄糖贰						7.4			9.9	10.2	12.1		10.7	1.0
62	芦丁（槲皮素3-O-芸香糖苷）[a]			36.2	1.4					19.6	18.5	27.6	19.6	21.9	4.1
63	三甲氧基黄酮-2'-O-吡喃葡萄糖苷						4.6			12.7	10.8	14.2		12.6	1.4
69	野漆树苷[a,d]			5.0						6.9	7.1	5.7	6.9	6.6	0.6
70	异鼠李素3-O-新橙皮苷[a]			1.3						4.8	4.6	2.2	4.8	3.9	1.2

续上表

序号	化合物	AR	BR	CRP	CF	RS	SR	OR	RH	S_1	S_2	S_3	$C_{线性}$ (μg/mL)	$C_{相对}$ (μg/mL)	偏差值 d
86	汉黄芩素-7-O-葡萄糖苷						59.8			21.1	21.1	21.3		21.2	0.1
98	柚皮黄素-3-葡萄糖苷			4.4						35.9	38.6	11.0		28.5	12.4
99	柚皮黄素-3-(4-O-3-羟基-3-甲基戊二酸二葡萄糖苷)			80.5						56.3	61.2	41.6		53.0	8.3
59	野黄芩苷[a]						26.4			33.1	28.9	35.3	33.1	32.4	2.7
76	韧黄芩素Ⅱ-葡萄糖醛酸苷						25.4			20.0	17.6	21.8		19.8	1.7
77	黄芩苷[a]						2477			2892	2720	2663	2892	2758	97
78	5,2',6'-三羟基-7,8-二甲氧基黄酮-2'-O-葡萄糖醛酸苷						6.1			5.8	5.5	5.7		5.7	0.1
82	去甲汉黄芩素7-O-葡萄糖醛酸苷[a]						184.8			237.8	194.2	238.3	237.8	223.4	20.7
84	5,6,7-三羟基-8-甲氧基黄酮-7-葡萄糖醛酸						66.6			29.0	24.9	27.4		27.1	1.7
85	白杨素-7-O-β-葡萄糖醛酸苷						53.0			55.5	52.9	57.9		55.5	2.0
87	千层纸素A-7-O-β-D-葡萄糖醛酸苷[a, d]						279.5			195.6	199.8	234.1	195.6	209.8	17.2
88	5,7,8-三羟基-6-甲氧基黄酮-7-葡萄糖醛酸						65.2			52.5	54.3	57.5		54.7	2.1

续上表

序号	化合物	AR	BR	CRP	CF	RS	SR	OR	RH	S_1	S_2	S_3	$C_{线性}$ (μg/mL)	$C_{相对}$ (μg/mL)	偏差值 d
89	去甲黄芩素 8 - O - 葡萄糖醛酸苷						27.4			25.5	23.1	28.8		25.8	2.4
91	汉黄芩苷[a]						793.7			748.9	580.7	784.5	748.9	704.7	88.9
92	芹菜素 7 - 葡萄糖醛酸苷						35.0			14.5	12.8	15.6		14.3	1.1
96	5,7 - 二羟基 - 6,8 - 二甲氧基黄酮 - 7 - O - 葡萄糖醛酸						29.8			4.3	3.7	4.7		4.2	0.4
32	柚皮苷 - 4' - 葡萄糖苷			5.6						3.5	3.5	3.2		3.4	0.1
44	胡萝卜素 7 - O - 葡萄糖醛酸苷						9.9			18.1	14.8	16.4		16.4	1.3
46	圻圣草枸橼苷[a]			20.0						11.4	11.8	14.0	11.4	12.4	1.1
51	异胡萝卜素 7 - O - 葡萄糖醛酸苷						5.5			11.6	9.7	11.1		10.8	0.8
57	柚皮苷[a, d]			177.8						121.6	135.7	114.8	121.6	124.0	8.7
65	橙皮苷[a]			124.7						151.6	143.1	172.7	151.6	155.8	12.5
74	二氢黄芩苷						116.5			202.2	175.8	202.5		193.5	12.5
79	枸橘苷			40.3						36.6	35.1	43.5		38.4	3.7
81	毛蕊异黄酮[a, d]	18.4								13.2	13.9	13.4	13.2	13.5	0.3
95	3 - 羟基 - 9,10 - 二甲氧基紫檀烷	7.0								2.6	2.5	2.8		2.6	0.1
103	刺芒柄花素[a]	5.1								4.8	4.8	4.4	4.8	4.7	0.2

续上表

序号	化合物	AR	BR	CRP	CF	RS	SR	OR	RH	S_1	S_2	S_3	$C_{线性}$ (μg/mL)	$C_{相对}$ (μg/mL)	偏差值 d
50	毛蕊异黄酮苷[a,d]	17.3								19.3	19.5	19.7	19.3	19.5	0.2
72	芒柄花苷[a]	6.2								8.1	7.7	9.3	8.1	8.4	0.7
73	美迪紫檀苷	2.4								2.1	2.1	2.3	2.1	2.2	0.1
130	甲基麦冬高异黄烷酮 A[a]							0.9		0.3	0.3	0.3	0.3	0.3	0.0
114	白术内酯 I[a]		21.4							3.3	2.8	3.1	3.3	3.1	0.2
115	白术内酯 III[a]		17.8							3.2	2.7	2.8	3.2	2.9	0.2
124	白术内酯 II[a]		5.8							0.5	0.3	0.4	0.5	0.4	0.1
19	5-羟甲基糠醛[a]		10.7		175.4				452.1	534.0	560.5	563.2	534.0	552.5	13.2
37	香草醛[a]	0.1			0.2		0.1	0.1		1.1	1.3	1.2	1.3	1.2	0.1
6	甜菜碱[a,c]	1.7	0.9			0.7	0.8	2.4		5.0	5.5	5.0	5.1	5.2	0.2
23	阿魏酰胆碱					28.8				30.7	31.1	33.4		31.7	1.2
24	芥子碱[a]					111.5				136.5	123.7	150.5	136.5	136.9	11.0
41	扎波特林			3.9						1.9	2.0	1.4		1.8	0.2
83	柠檬苦素[a,d]			5.1						3.3	3.6	1.9	3.3	2.9	0.7
127	黄芪皂苷 III	2.5								1.2	1.2	0.8		1.1	0.2
128	黄芪甲苷[a,d]	2.8								2.5	2.5	1.0	2.5	2.0	0.7
129	黄芪皂苷 II[a]	14.0								10.9	10.0	6.1	10.9	9.0	2.1
131	异黄芪皂苷 II	2.9								1.7	1.7	0.9		1.5	0.4
132	黄芪皂苷 I[a]	21.1								5.7	5.7	5.7	5.6	5.7	0.0
133	异黄芪皂苷 I	7.4								2.1	2.2	2.2		2.2	0.0

续上表

序号	化合物	AR	BR	CRP	CF	RS	SR	OR	RH	S_1	S_2	S_3	$C_{线性}$ (μg/mL)	$C_{相对}$ (μg/mL)	偏差值 d
5	奎尼酸[a]			31.7	62.7					47.8	55.6	52.4	47.8	51.9	3.9
7	L-苹果酸[a]	49.6	57.5	46.3	82.2	29.6	103.5	61.0		168.9	148.3	141.6	168.9	153.0	14.2
10	枸橼酸[a]	261.6			516.5		131.6			783.9	829.6	759.3	775.7	790.9	35.7
21	原儿茶酸[a]				1.7	1.1				2.6	2.3	2.0	2.6	2.3	0.3
26	对羟基苯甲酸[a]	0.2		0.3			1.0	0.3	0.5	1.5	1.4	1.4		1.5	0.1
28	红果酸				26.9					23.6	24.9	26.3		24.9	1.4
31	咖啡酸[a]	0.1	0.1	0.1				0.3	0.1	0.3	0.3	0.3	0.3	0.3	0.0
48	对香豆酸[a]			0.4		0.3		1.0	0.3	2.7	2.9	2.5	2.7	2.7	0.2
52	阿魏酸[a, d]			2.8		1.1				8.1	8.6	8.2	8.1	8.3	0.3
53	芥子酸[a]			7.4		17.6				8.8	9.2	8.9	8.8	9.0	0.1
66	山梨酸[a]									273.3	269.6	275.4	276.7	272.8	2.4
71	水杨酸	10.5				15.6				24.0	21.6	19.4		21.7	2.3
75	壬二酸[a]	3.6								3.2	3.0	2.7	3.1	3.0	0.3
22	新绿原酸				0.5					2.9	3.4	3.2	Area	3.2	0.2
27	绿原酸[a, d]		1.9	0.8	5.4					10.3	10.4	10.6	10.3	10.4	0.2
14	尿嘧啶核苷酸	0.023								0.028	0.033	0.035	Area		
15	鸟嘌呤核苷酸	0.057								0.009	0.012	0.010	Area		
17	5-甲亚砜基戊-4-烯腈					4.21				19.78	19.77	22.74	Area		
20	3,4,6-三羟基香豆素				0.004					0.435	0.402	0.379	Area		
25	西伯利亚远志糖 A1					0.079				0.038	0.036	0.044	Area		

续上表

序号	化合物	AR	BR	CRP	CF	RS	SR	OR	RH	S_1	S_2	S_3	$C_{线性}$（μg/mL）	$C_{相对}$（μg/mL）	偏差值 d
30	对羟基苯甲醛	0.007		0.005	0.005			0.019		0.044	0.039	0.041	Area		
33	Z-芥子酸酰-β-D-葡萄糖苷					0.021				0.334	0.392	0.358	Area		
34	西伯利亚远志糖 A6					0.045				0.018	0.015	0.016	Area		
38	E-芥子酸酰-β-D-葡萄糖苷					0.019				0.364	0.442	0.402	Area		
45	1,2-二芥子酸龙胆二糖苷					0.101				0.029	0.035	0.042	Area		
47	东莨菪内酯		0.006	0.013						0.074	0.073	0.074	Area		
61	3,6'-二芥子酰基蔗糖					0.642				0.237	0.238	0.201	Area		
93	柑橘素 III			0.483						0.246	0.287	0.199	Area		

注：a：经相应对照品线性定量的成分；d：具有相似结构的成分，其含量以该化合物的含量计算；Area：无相似结构的对照品，其含量以 $A_{待测物}$ 计算。S_1：健儿消食口服液（批号 6119120101）；S_2：健儿消食口服液（批号 6119120102）；S_3：健儿消食口服液（批号 6120060104）。$A_{内标物}$ 计算。$A_{待测物}$ /
AR：黄芪；BR：白术；CRP：陈皮；CF：山楂；RS：莱菔子；SR：黄芩；OR：麦冬；RH：炼蜜；PR：防腐剂。

第三节 本章小结

采用 UFLC-Triple TOF-MS/MS 技术，共确证和指认了健儿消食口服液中 133 个化合物，包括：78 种黄酮类、21 种有机酸及其衍生物、6 种皂苷类、3 种生物碱、3 种倍半萜类、2 种香豆素类、2 种四环三萜类、3 种醛类、8 种氨基酸类、5 种核苷类以及 2 个其他类成分；其中 53 个成分经对照品确证。在化学成分鉴定的基础上，我们进一步对鉴定的这些成分的来源进行了归类。除去多种药材共有的 8 个氨基酸类和 5 个核苷类成分，我们从黄芪中鉴定了 21 个成分，麸炒白术中鉴定了 9 个成分，陈皮中鉴定了 38 个成分，炒山楂中鉴定了 12 个成分，炒莱菔子中鉴定了 16 个成分，黄芩中鉴定了 52 个成分，麦冬中鉴定了 8 个成分，辅料炼蜜中鉴定了 4 个成分，另鉴定了药品的防腐剂山梨酸。有 18 个成分至少为 2 个药材所共有，包括 11 个有机酸类、3 个醛类、2 个黄酮类化合物维采宁 2、芦丁，以及甜菜碱和东莨菪内酯。

在此基础上，我们进一步采用线性内标法对健儿消食口服液中 53 个成分进行定量研究，结果除黄芪皂苷 I 外，其余待测物质的线性方程均满足要求（$r^2 > 0.99$）。每毫升样品中绝大多数成分在 μg 级别，黄芩苷达到 mg 级别。

对于没有对照品的其他组分，我们将具有相似分子结构和断裂规律的物质归为一类，选取其中有对照品的某一组分作为相对定量的参照，进而计算同一类物质的相对含量，从而基本确定了剩余 80 个组分中 67 个成分的相对含量。

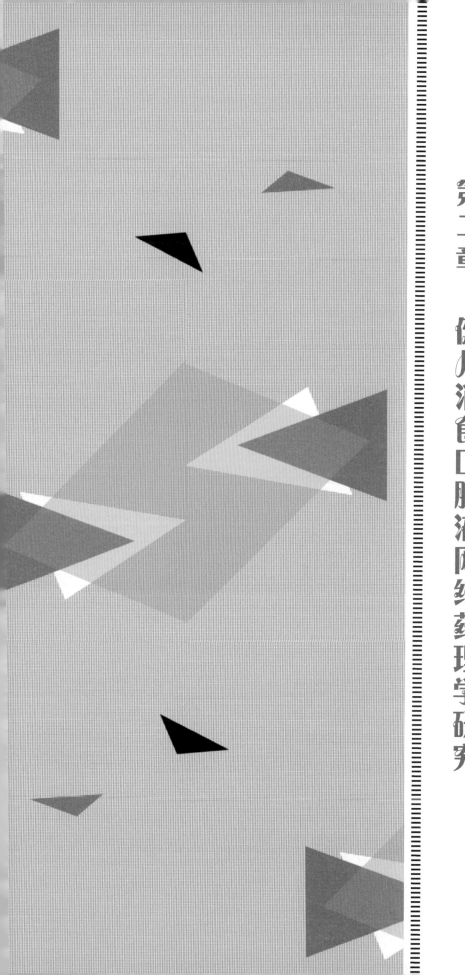

第二章　健儿消食口服液网络药理学研究

第一节　概　　述

　　网络药理学是基于系统生物学的理论，对生物系统进行网络分析。网络药理学系统性和整体性的特点与中医药整体观、辨证论治原则一致，目前已被广泛应用于中药研究。中药网络药理学基于药物与药物之间在结构、功效等方面的相似性，并考虑到机体内靶标分子、生物效应分子的多种相互作用关系，通过构建药物－药物、药物－靶标、药物－靶标－疾病等网络，来预测药物功效以及特定功效所对应的药物成分。健儿消食口服液包含七味中药材和众多成分，其功能主治也相对复杂，这为开展健儿消食口服液药效研究以及量效关系研究带来了极大挑战。我们应用网络药理学的方法在复杂网络中找到了健儿消食口服液的关键药效靶点和相关通路，为其作用机制研究提供依据。

第二节　网络药理学研究

　　健儿消食口服液的网络药理学研究，参照文献［44］的方法进行。

【方法】

（一）化学成分信息收集

　　在第一章，我们已对健儿消食口服液的化学成分进行了研究，得到133个化合物，排除氨基酸类、核苷类以及辅料成分，最终保留118个成分进行网络药理学的研究，其中包括单味药材所有的黄芪13个成分、白术3个成分、陈皮26个成分、山楂3个成分、莱菔子9个成分、黄芩46个成分、麦冬1个成分，另有17个成分为药材间共有成分。利用PubChem（https://pubchem. ncbi. nlm. nih. gov/）和ChemSpider（https://www. chemspider. com/）数据库，查找健儿消食口服液中118个化学成分对应的SMILES号和InChI号，并下载各化合物的分子结构保存为mol格式。

（二） 成分潜在靶点的预测

化合物潜在靶点预测由 Swiss Target Prediction （http://www. swisstargetpredic-tion. ch/） 执行，可能性大于 0 的潜在靶点被记录；胃肠吸收值和药物类似性由 Swiss ADME （http://www. swissadme. ch/） 打分得到[45]。

（三） 药材 – 成分 – 靶点网络图的构建

利用软件 Cytoscape （version 3.7.1） 构建健儿消食口服液药材 – 成分 – 靶点网络图，基于 Cytoscape 软件下 Network Analyzer 工具计算所有结点的 *Degree* 值，网络图保留靶点中 *Degree* ≥20 的靶点。

（四） 潜在靶点的 KEGG 和 Go 富集分析

基于 KOBAS 3.0 （http://kobas. cbi. pku. edu. cn/kobas3） 对找到的潜在靶点进行 KEGG 通路分析[46]，基于 DAVID （https://david. ncifcrf. gov/home. jsp） 对潜在靶点进行 Go 功能富集分析[47]。

（五） 功能主治相关疾病靶点库的构建

根据健儿消食口服液的功能主治，分别从消化系统、厌食、虚证三个方面入手查找可能相关的疾病，利用 DisGeNET （https://www. disgenet. org/search） 进行检索[48]。

（六） 药材 – 成分 – 靶点 – 疾病网络图的构建

基于软件 Cytoscape （version 3.7.1） 构建健儿消食口服液药材 – 成分 – 靶点 – 疾病网络图，利用 Network Analyzer 工具计算所有结点的 *Degree* 值，保留靶点中 *Degree* ≥10 的靶点。

（七） 三类疾病靶点韦恩图的绘制

利用韦恩图在线制作工具——Draw Venn Diagram （http://bioinformatics. psb. ugent. be/webtools/Venn/） 绘制三类疾病靶点的韦恩图，找出共有靶点。

【结果】

（一） 潜在靶点预测

在指证或确证的 133 个成分中，利用 Swiss Target Prediction 对其中 118 个成分进行了靶点预测，最终有 117 个成分含有可能性大于 0 的潜在靶点，共 713 个潜在靶点。

（二）药材－成分－靶点网络图

经 Network Analyzer 分析，计算这 713 个潜在靶点的 *Degree* 值，其中有 37 个靶点的 *Degree*≥30。我们将这 37 个潜在靶点作为核心靶点，应用于后续网络图的绘制。健儿消食口服液药材－成分－靶点网络图如图 2－1 所示。图中，不同药材来源的成分用不同颜色标明，不同标识符药材/化合物名称如表 2－1、表 2－2 所示。37 个靶点根据其 *Degree* 值的大小，颜色由深变浅，靶点的全称、*Degree* 值如表 2－3 所示。在这些靶点中，*Degree* 值排在前十的是 CA12、AKR1B1、CA2、CA7、ADORA1、CA1、XDH、NOX4、PTGS2、CA4，其中 CA 系列是碳酸酐酶家族成员。碳酸酐酶参与多种离子交换，维持机体内环境稳态，并对呼吸作用极为重要。而 AKR1B1 为醛固酮还原酶家族成员，它参与激素合成、药物排出体外、炎症反应以及解毒过程。ADORA1 为腺苷受体，属于 G 蛋白耦联受体中的一员，参与免疫调节、炎症反应。此外，也参与神经调节。而 XDH、NOX4、PTGS2 参与机体氧化还原反应。

（三）KEGG 聚类分析

KEGG 聚类分析结果如图 2－2 所示。图中 －lg（*P-value*）≥30 且 *Enrichment rate* >0.33 的通路用红色突显，表明健儿消食口服液对这些通路的强烈相关性。健儿消食口服液的潜在靶点主要集中在神经活性配体受体相互作用、钙信号通路、HIF－1 信号通路、神经营养素信号通路、EGFR 酪氨酸激酶抑制剂耐药、内分泌抵抗和 TRP 炎症介质调节通路。钙信号通路参与神经－肌肉调节，或可对应健儿消食口服液用于治疗乏力的症状；HIF－1 信号通路参与细胞低氧应激，TRP 信号通路参与炎症调节；而神经活性配体受体相互作用、神经营养素信号通路和内分泌抵抗则将神经内分泌联系在一起。这从宏观上提示健儿消食口服液的主要药效作用集中于神经系统、内分泌系统和免疫系统等功能系统。

（四）Go 基因功能富集分析

1. 靶点分布富集分析

我们对潜在靶点的细胞分布进行富集，结果如图 2－3 所示。在细胞水平上，药物成分靶点主要集中富集于溶酶体腔、γ 分泌酶复合物、不对称突触、突触后膜、细胞质膜以及膜筏上。溶酶体腔中含有多种水解酶，参与多种内源性和外源性大分子物质的消化；富集于不对称突触与突触后膜提示健儿消食口服液或可作用于神经系统；γ 分泌酶复合物的主要作用是降解细胞膜上的一些废物蛋白，靶点定位于 γ 分泌酶复合物、细胞质膜以及膜筏预测健儿消食口服液发挥药效与跨膜物质转运、信号转导密切相关。

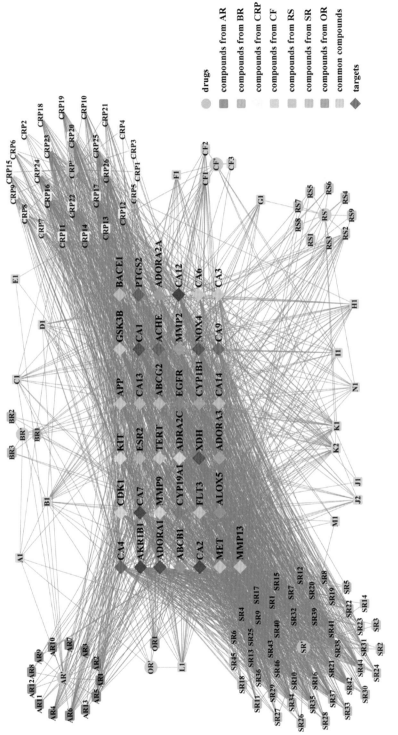

图 2-1 健儿消食口服液药材-成分-靶点网络图

表2-1　标识符与药材/化合物名称对应关系

标识符	药材/化合物	标识符	药材/化合物
AR′	黄芪	RS5	Z-芥子酸酰-β-D-葡萄糖苷
AR1	毛蕊异黄酮苷	RS6	西伯利亚远志糖A6
AR2	芒柄花苷	RS7	E-芥子酸酰-β-D-葡萄糖苷
AR3	美迪紫檀苷	RS8	1,2-二芥子酸龙胆二糖苷
AR4	毛蕊异黄酮	RS9	3,6′-二芥子酰基蔗糖
AR5	3-羟基-9,10-二甲氧基紫檀烷	SR′	黄芩
AR6	刺芒柄花素	SR1	木犀草素-7-葡萄糖苷（木犀草苷）
AR7	黄芪皂苷Ⅲ	SR2	异夏佛塔苷（芹菜素6-C-阿拉伯糖基-8-C-葡萄糖苷）
AR8	黄芪皂苷Ⅳ（黄芪甲苷）	SR3	夏佛塔苷（芹菜素8-C-阿拉伯糖基-6-C-葡萄糖苷）
AR9	黄芪皂苷Ⅱ	SR4	胡萝卜素7-O-葡萄糖醛酸苷
AR10	异黄芪皂苷Ⅱ	SR5	白杨素-6,8-二-C-葡萄糖苷
AR11	黄芪皂苷Ⅰ	SR6	异白杨素7-O-葡萄糖醛酸苷
AR12	异黄芪皂苷Ⅰ	SR7	粘毛黄芩素Ⅲ 2′-葡萄糖苷
AR13	王二酸	SR8	白杨素6-C-阿拉伯糖8-C-葡萄糖苷
BR′	白术	SR9	5,2′,6′-三羟基-7,8-二甲氧基黄酮-2′-O-β吡喃葡萄糖武
BR1	白术内酯Ⅰ	SR10	木犀草素
BR2	白术内酯Ⅲ	SR11	野黄芩素
BR3	白术内酯Ⅱ	SR12	白杨素6-C-葡萄糖8-C-阿拉伯糖苷
CRP′	陈皮	SR13	5,2′,6′-三羟基-6,7,8-三甲氧基黄酮-2′-O-吡喃葡萄糖苷
CRP1	木犀草素-6,8-二-C-葡萄糖苷	SR14	白杨素-6-C-龙胆苷
CRP2	柚皮素-4′-葡萄糖苷	SR15	白杨素-8-C-葡萄糖苷
CRP3	香叶木素-6,8-二-C-葡萄糖苷	SR16	粘毛黄芩素Ⅲ

续上表

标识符	药材/化合物
CRP4	金圣草黄素-6,8-二-C-葡萄糖苷
CRP5	扎波特林
CRP6	析圣草枸橼苷
CRP7	柚皮苷
CRP8	橙皮苷
CRP9	野漆树苷
CRP10	异鼠李素3-O-新橙皮苷
CRP11	枸橘苷
CRP12	柠檬苦素
CRP13	柑橘素Ⅲ
CRP14	柚皮黄素-3-葡萄糖苷
CRP15	柚皮黄素-3-(4-O-3-羟基-3-甲基戊二酸二葡萄糖苷)
CRP16	甜橙黄酮(5,6,7,8,4'-五甲氧基黄酮)
CRP17	异橙黄酮(3',4',5,7,8-五甲氧基黄酮)
CRP18	5,6,7,3',4',5'-六甲氧基黄酮
CRP19	3,3',4',5,6,8-六甲氧基黄酮
CRP20	4',5,6,7-四甲氧基黄酮
CRP21	川陈皮素(5,6,7,8,3',4'-六甲氧基黄酮)
CRP22	3,5,6,7,8,3',4'-七甲氧基黄酮
CRP23	柚皮黄素(3-羟基-5,6,7,8,3',4'-六甲氧基黄酮)
CRP24	桔皮素(5,6,7,8,4'-五甲氧基黄酮)
CRP25	5-羟基素-3,6,7,8,3',4'-六甲氧基黄酮

标识符	药材/化合物
SR17	二氢黄芩苷
SR18	5,7,2'-三羟基-6-甲氧基黄酮7-葡萄糖醛酸
SR19	黄芩苷
SR20	5,2',6'-三羟基-7,8-二甲氧基黄酮-2'-O-葡萄糖醛酸苷
SR21	野黄芩素
SR22	去甲汉黄芩素7-O-葡萄糖苷
SR23	5,6,7-三羟基-8-甲氧基黄酮-7-葡萄糖醛酸
SR24	白杨素-7-O-β-葡萄糖苷
SR25	汉黄芩素-7-O-葡萄糖苷
SR26	千层纸素A-7-O-β-D-葡萄糖醛酸苷
SR27	5,7,8-三羟基-6-甲氧基黄酮-7-葡萄糖醛酸
SR28	去甲黄芩素8-O-葡萄糖苷
SR29	粘毛黄芩素Ⅱ(2',5,6'-三羟基-7,8-二甲氧基黄酮)
SR30	汉黄芩苷
SR31	芹菜素7-葡萄糖醛酸苷
SR32	山柰酚
SR33	5,7-二羟基-6,8-二甲氧基黄酮-7-O-葡萄糖醛酸
SR34	去甲汉黄芩素
SR35	半枝莲素(韧黄芩素Ⅱ)
SR36	黄芩黄酮
SR37	黄芩素
SR38	5,7,2'-三羟基-8,6'-二甲氧基黄酮

续上表

标识符	药材/化合物
CRP26	3,5,6,7,3',4'-六甲氧基黄酮
CF'	山楂
CF1	3,4,6-三羟基香豆素
CF2	新绿原酸
CF3	红果酸
RS'	茉服子
RS1	5-甲亚砜基戊-4-烯腈
RS2	阿魏酰胆碱
RS3	芥子碱
RS4	西伯利亚远志糖 A1
SR39	黄芩黄酮 II（黄芩新素）
SR40	汉黄芩素
SR41	5,7-二羟基-8,2'-二甲氧基黄酮
SR42	白杨素（5,7-二羟基黄酮）
SR43	千层纸素 A
SR44	黄芩黄酮 I
SR45	8,8"-双黄芩素
SR46	韧黄芩素 I
OR'	麦冬
OR1	甲基麦冬二氢高异黄酮 A

表 2-2 不同药材与共有组分标识符的对应关系

标识符	化合物名称	共有药材
A1	L-苹果酸	AR/BR/CRP/CF/RS/SR/OR
B1	咖啡酸	AR/BR/CRP/OR
C1	对羟基苯甲醛	AR/CRP/CF/OR
D1	对羟基苯甲酸	AR/CRP/SR/OR
E1	枸橼酸	AR/CF/SR
F1	香草醛	AR/CF/SR/OR
G1	水杨酸	AR/RS
H1	东莨菪内酯	BR/CRP
I1	绿原酸	BR/CRP/CF
J1	奎尼酸	CRP/CF
J2	芦丁（槲皮素 3-O-芸香糖苷）	CRP/CF
K1	阿魏酸	CRP/RS
K2	芥子酸	CRP/RS
L1	对香豆酸	CRP/RS/OR
M1	维采宁-2（芹菜素-6,8-二-C-葡萄糖苷）	CRP/SR
N1	原儿茶酸	CF/RS

表 2-3 37 个核心靶点的全称、Degree 值（Degree≥30）

No.	Gene Symbol	Gene ID	Gene name	Degree
1	CA12	771	carbonic anhydrase 12	80
2	AKR1B1	231	aldo-keto reductase family 1 member B	79
3	CA2	760	carbonic anhydrase 2	72
4	CA7	766	carbonic anhydrase 7	67
5	ADORA1	134	adenosine A1 receptor	63
6	CA1	759	carbonic anhydrase 1	54
7	XDH	7498	xanthine dehydrogenase	54
8	NOX4	50507	NADPH oxidase 4	53
9	PTGS2	5743	prostaglandin-endoperoxide synthase 2	50
10	CA4	762	carbonic anhydrase 4	49
11	ACHE	43	acetylcholinesterase (Cartwright blood group)	48
12	CA9	768	carbonic anhydrase 9	47
13	CYP19A1	1588	cytochrome P450 family 19 subfamily A member 1	43
14	EGFR	1956	epidermal growth factor receptor	41
15	ABCB1	5243	ATP binding cassette subfamily B member 1	40
16	ALOX5	240	arachidonate 5-lipoxygenase	40
17	ADORA2A	135	adenosine A2a receptor	39
18	MMP2	4313	matrix metallopeptidase 2	38
19	ADORA3	140	adenosine A3 receptor	37
20	CYP1B1	1545	cytochrome P450 family 1 subfamily B member 1	37

续上表

No.	Gene Symbol	Gene ID	Gene name	Degree
21	CA13	377677	carbonic anhydrase 13	35
22	ESR2	2100	estrogen receptor 2	35
23	ABCG2	9429	ATP binding cassette subfamily G member 2（Junior blood group）	34
24	BACE1	23621	beta-secretase 1	34
25	CA14	23632	carbonic anhydrase 14	34
26	APP	351	amyloid beta precursor protein	33
27	CA3	761	carbonic anhydrase 3	33
28	CA6	765	carbonic anhydrase 6	33
29	FLT3	2322	fms related tyrosine kinase 3	33
30	MET	4233	MET proto-oncogene, receptor tyrosine kinase	33
31	MMP13	4322	matrix metallopeptidase 13	33
32	GSK3B	2932	glycogen synthase kinase 3 beta	32
33	TERT	7015	telomerase reverse transcriptase	32
34	CDK1	983	cyclin dependent kinase 1	31
35	MMP9	4318	matrix metallopeptidase 9	31
36	ADRA2C	152	adrenoceptor alpha 2C	30
37	KIT	3815	KIT proto-oncogene receptor tyrosine kinase	30

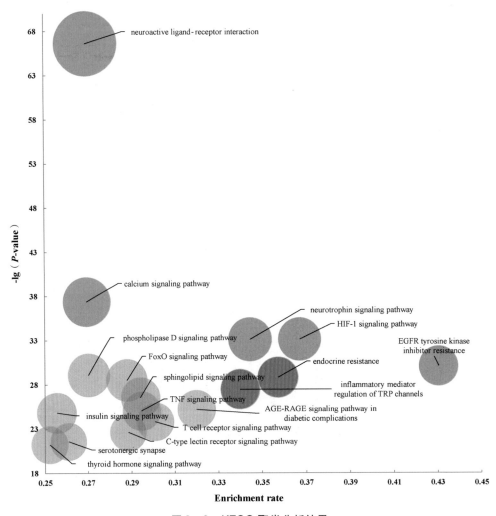

图2-2 KEGG聚类分析结果

2. 分子功能富集分析

分别对分子绑定和酶活性做气泡图，如图2-4（a）和图2-4（b）所示。分子绑定富集结果提示健儿消食口服液或可与激素类（类固醇、肾上腺素、胰岛素受体底物、去甲肾上腺素）、神经递质类（多巴胺、神经生长因子）以及胆汁酸相互作用，影响神经内分泌以及消化功能。酶活性富集结果提示健儿消食口服液主要影响非跨膜蛋白和跨膜蛋白酪氨酸激酶活性、丝氨酸/苏氨酸/酪氨酸激酶活性、碳酸盐脱水酶活性以及NAD依赖性组蛋白脱乙酰酶活性等。激酶与乙酰化酶主要参与转录调控，影响细胞新陈代谢、生长增殖、分化/老化、自噬/凋亡，对于机体氧化应激、炎症和免疫调节等生理过程有重要作用。碳酸盐脱水酶仅存在于骨骼肌细胞，提示药物或可通过影响此酶活性来缓解疲乏无力等虚弱症状。

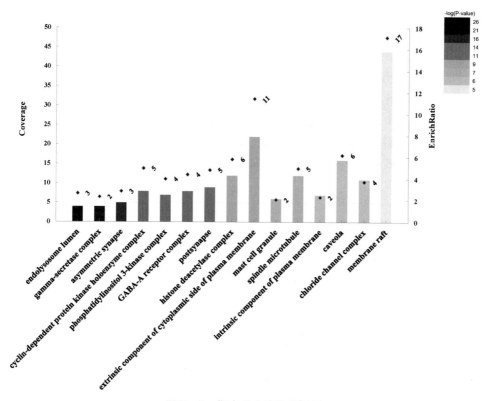

图2-3　靶点分布富集分析图

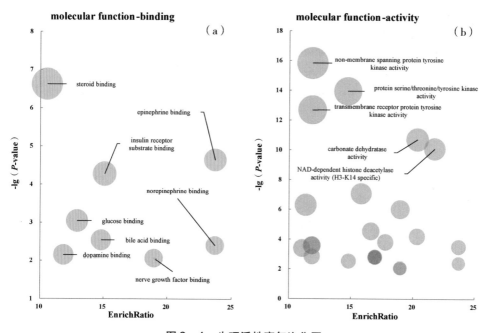

图2-4　生理活性富气泡集图

3. 生物途径富集分析

潜在靶点的生物途径富集分析结果如图 2 - 5 所示。图中我们将 - lg（P-value）≥10 或富集率≥20 的生物途径标注为红色。结果提示靶点主要富集于跨膜信号转导、蛋白激酶、蛋白磷酸化、乙酰化的级联反应途径，进而调控基因表达，改变细胞生理状态。此外，结果也提示健儿消食口服液或可调控内皮屏障建立，改变磷脂酶 C 活性，而磷脂酶 C 可影响味觉、囊泡胞吐作用以及炎症进程等，并改变腺苷酸环化酶进而抑制 G 蛋白偶联乙酰胆碱受体信号通路从而影响神经内分泌系统功能。

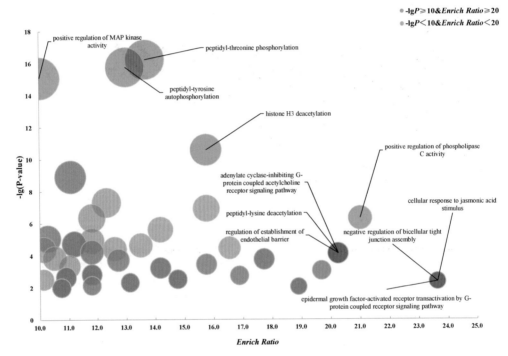

图 2-5　生理功能富集图

（五）相关疾病靶点库构建结果

健儿消食口服液具有健脾益胃消食之功效，主治小儿饮食不洁损伤脾胃引起的纳呆食少、脘胀腹满、手足心热、自汗乏力、大便不调，以致厌食恶食。我们根据药物的功能主治利用 DisGeNET 网站检索相关疾病，主要包括虚证、厌食证和消化系统相关疾病三个方面，具体的疾病名称以及对应的靶点如表 2 - 4 所示。

表 2 - 4　健儿消食口服液相关疾病靶点库

类别		疾病	UMLS CUI	靶点数
虚证	自汗	hyperhidrosis disorder	C0020458	114
		episodic hyperhidrosis	C1857171	20
	乏力	muscle weakness	C0151786	536
		generalized muscle weakness	C0746674	126
		myasthenias	C0947912	41
虚证	营养不良	malnutrition	C0162429	417
		protein-energy malnutrition	C0033677	5
		child malnutrition	C1257753	3
		imbalance of constituents of food intake	C0348951	1
厌食证		anorexia	C0003123	242
		decrease in appetite	C0232462	62
		food aversion	C0877173	5
		markedly reduced food intake	C0855232	1
消化系统相关疾病		nausea and vomiting	C0027498	257
		nausea	C0027497	161
		gastrointestinal diseases	C0017178	144
		abdomen distended	C0000731	103
		dyspepsia	C0013395	61
		gastrointestinal inflammation	C1535950	39
		diarrheal disorder	C1290807	32
		ileus	C1258215	20
		digestive system disorders	C0012242	19
		food-protein induced enterocolitis syndrome	C4268599	8
		food hoarding	C0855230	4

（六）基于疾病靶点库构建健儿消食口服液药材 - 成分 - 靶点 - 疾病网络图

利用 Cytoscape 软件构建健儿消食口服液药材 - 成分 - 靶点 - 疾病网络，保留疾病有连接且 *Degree* ≥ 10 的靶点，接着排除被孤立的疾病。健儿消食口服液药材 - 成分 - 靶点 - 消化系统相关疾病、健儿消食口服液药材 - 成分 - 靶点 - 厌食证、健儿消食口服液药材 - 成分 - 靶点 - 虚证的网络图分别如图 2 - 6、图 2 - 7 和图 2 - 8 所示。

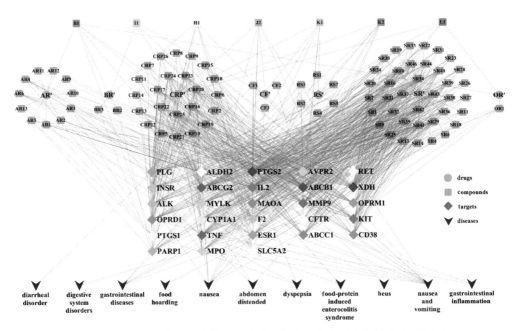

图2-6 健儿消食口服液药材-成分-靶点-消化系统相关疾病网络图

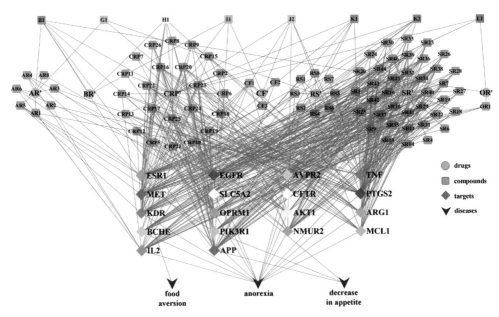

图2-7 健儿消食口服液药材-成分-靶点-厌食证网络图

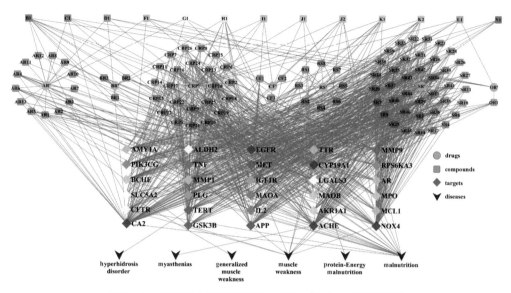

图 2 - 8 健儿消食口服液药材 - 成分 - 靶点 - 虚证网络图

健儿消食口服液药材 - 成分 - 靶点 - 疾病网络图中，各成分标识符表示的具体化合物名称如表 2 - 1、表 2 - 2 所示。靶点根据其 *Degree* 值的大小颜色，由深变浅，靶点的全称和 *Degree* 值如表 2 - 5 所示。从中我们得到了与消化系统疾病密切相关的靶点 28 个，与厌食证相关的靶点 18 个，与虚证相关的靶点 30 个。根据颜色的深浅我们发现，与消化系统疾病相关的靶点主要包括 ATP 绑定蛋白如 ABCB1、ABCG2 和 ABCC1，提示健儿消食口服液或可调节消化过程中的能耗，影响胃肠蠕动等。此外，还包括炎性因子如肿瘤坏死因子（TNF）和白介素 2（IL2），提示消化系统疾病常常伴随慢性炎症过程，而健儿消食口服液或可调节炎症免疫来改善症状；而神经受体阿片受体 δ1 和 mu1（OPRD1 和 OPRM1）则提示健儿消食口服液或可通过阿片受体影响神经系统对消化功能的调节作用。与厌食相关的靶点主要包括参与神经系统调节的受体如神经介质 U 受体 2（NMUR2）和阿片受体 mu1（OPRM1），相关酶类如丁酰胆碱酯酶（BCHE），以及炎性因子如 TNF 和 IL2。我们知道厌食的症状既可由消化疾病诱发，又很大程度上受到心理因素的影响。网络药理学预测结果很好地说明了这一点，并提示健儿消食口服液或可一方面调节免疫，改善消化道炎性疾病；另一方面通过与神经受体相互作用，共同改善厌食症状。与虚证相关的靶点主要为多种代谢酶类，如碳酸酐酶 2（CA2）、NADPH 氧化酶 4（NOX4）、单胺氧化酶 A（MAOA）、单胺氧化酶 B（MAOB）、唾液淀粉酶 α1A（AMY1A）和线粒体乙醛脱氢酶 2 家族（ALDH2）等。此外，炎性因素 TNF 和 IL2，以及神经递质酯酶乙酰胆碱酯酶（ACHE）和丁酰胆碱酯酶（BCHE）也显著相关。结果提示虚证是结合代谢、免疫、神经系统功能不足的综合症状表现。

表 2 - 5　健儿消食口服液与三类疾病关联网络中的靶点（*Degree* ≥ 10）

Diseases	Total	Gene symbol	Gene name	Degree
digestive system diseases	XDH	7498	xanthine dehydrogenase	55
	PTGS2	5743	prostaglandin-endoperoxide synthase 2	52
	ABCB1	5243	ATP binding cassette subfamily B member 1	43
	ABCG2	9429	ATP binding cassette subfamily G member 2（Junior blood group）	35
	TNF	7124	tumor necrosis factor	34
	MMP9	4318	matrix metallopeptidase 9	32
	KIT	3815	KIT proto-oncogene receptor tyrosine kinase	31
	IL2	3558	interleukin 2	30
	ABCC1	4363	ATP binding cassette subfamily C member 1	29
	CD38	952	CD38 molecule	28
	MAOA	4128	monoamine oxidase A	28
	OPRD1	4985	opioid receptor delta 1	28
	ESR1	2099	estrogen receptor 1	25
	OPRM1	4988	opioid receptor mu 1	25
	PLG	5340	plasminogen	24
	PARP1	142	poly（ADP-ribose）polymerase 1	22
	ALK	238	anaplastic lymphoma receptor tyrosine kinase	21
	F2	2147	coagulation factor II, thrombin	19
	INSR	3643	insulin receptor	19
	MPO	4353	myeloperoxidase	18
	MYLK	4638	myosin light chain kinase	18
	AVPR2	554	arginine vasopressin receptor 2	17
	CYP1A1	1543	cytochrome P450 family 1 subfamily A member 1	15
	CFTR	1080	cystic fibrosis transmembrane conductance regulator	13
	PTGS1	5742	prostaglandin-endoperoxide synthase 1	12
	ALDH2	217	aldehyde dehydrogenase 2 family（mitochondrial）	11
	RET	5979	ret proto-oncogene	11
	SLC5A2	6524	solute carrier family 5 member 2	11

续上表

Diseases	Total	Gene symbol	Gene name	Degree
anorexia related diseases		PTGS2 5743	prostaglandin-end operoxide synthase 2	51
		EGFR 1956	epidermal growth factor receptor	43
		APP 351	amyloid beta precursor protein	34
		MET 4233	MET proto-oncogene, receptor tyrosine kinase	34
		KDR 3791	kinase insert domain receptor	30
		TNF 7124	tumor necrosis factor	30
		IL2 3558	interleukin 2	28
		ESR1 2099	estrogen receptor 1	25
		NMUR2 56923	neuromedin U receptor 2	24
		OPRM1 4988	opioid receptor mu 1	24
		ARG1 383	arginase 1	23
		MCL1 4170	BCL2 family apoptosis regulator	20
		PIK3R1 5295	phosphoinositide-3-kinase regulatory subunit 1	18
		AVPR2 554	arginine vasopressin receptor 2	17
		BCHE 590	butyrylcholinesterase	17
		AKT1 207	AKT serine/threonine kinase 1	13
		CFTR 1080	cystic fibrosis transmembrane conductance regulator	11
		SLC5A2 6524	solute carrier family 5 member 2	11
deficiency syndrome		CA2 760	carbonic anhydrase 2	73
		NOX4 50507	NADPH oxidase 4	55
		ACHE 43	acetylcholinesterase (Cartwright blood group)	50
		CYP19A1 1588	cytochrome P450 family 19 subfamily A member 1	45
		EGFR 1956	epidermal growth factor receptor	42
		APP 351	amyloid beta precursor protein	34
		MET 4233	MET proto-oncogene, receptor tyrosine kinase	34
		GSK3B 2932	glycogen synthase kinase 3 beta	33
		TERT 7015	telomerase reverse transcriptase	33
		MMP9 4318	matrix metallopeptidase 9	32
		TNF 7124	tumor necrosis factor	30
		IL2 3558	interleukin 2	28
		MAOA 4128	monoamine oxidase A	28

续上表

Diseases	Total	Gene symbol	Gene name	Degree
	PIK3CG	5294	*phosphatidylinositol-4，5-bisphosphate 3-kinase catalytic sub-unit gamma*	26
	RPS6KA3	6197	*ribosomal protein S6 kinase A3*	26
	PLG	5340	*plasminogen*	23
	IGF1R	3480	*insulin like growth factor 1 receptor*	22
	MCL1	4170	*BCL2 family apoptosis regulator*	20
	TTR	7276	*transthyretin*	20
	AMY1A	276	*amylase，alpha 1A（salivary）*	19
deficiency	AR	367	*androgen receptor*	19
syndrome	MMP1	4312	*matrix metallopeptidase 1*	19
	MPO	4353	*myeloperoxidase*	18
	BCHE	590	*butyrylcholinesterase*	17
	MAOB	4129	*monoamine oxidase B*	17
	AKR1A1	10327	*aldo-keto reductase family 1 member A1*	16
	CFTR	1080	*cystic fibrosis transmembrane conductance regulator*	12
	ALDH2	217	*aldehyde dehydrogenase 2 family（mitochondrial）*	11
	LGALS3	3958	*galectin 3*	11
	SLC5A2	6524	*solute carrier family 5 member 2*	11

（七）三类疾病靶点的韦恩图

基于健儿消食口服液药材-成分-靶点-疾病网络图，分别筛选出不同疾病类型 Degree≥10 的潜在靶点，其中与消化系统疾病密切相关的靶点 28 个，与厌食证相关的靶点 18 个，与虚证相关的靶点 30 个。因健儿消食口服液的功能主治包括这三类疾病，说明此三者或许存在一些相似的调控通路或者相同的药物作用靶点。经 Draw Venn Diagram 分析得到这三类疾病的共有靶点，数据信息如表 2-6 所示，绘制得到的韦恩图如图 2-9 所示。

从三类疾病靶点韦恩图我们可以看出，消化系统疾病、厌食相关疾病和虚证三者存在 4 个共同靶点，它们是囊性纤维化跨膜传导调节因子（CFTR）、溶质载体家族 5 成员 2（SLC5A2）、肿瘤坏死因子（TNF）和白介素 2（IL2）。其中，囊性纤维化跨膜传导调节因子（CFTR）是一种 cAMP 激活的 ATP 门控性氯离子通道，消化道上皮细胞的顶部质膜中有表达，对于维持消化道和内环境水盐平衡起到重要作用。溶质载体家族 5 成员 2 是溶质载体家族（典型的跨膜蛋白）中的一员，参与包

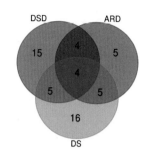

图2-9　三类疾病靶点韦恩图

DSD：消化系统疾病；ARD：厌食相关疾病；DS：虚证。

括氨基酸、核苷酸、糖、无机离子和药物的吸收和运输。而肿瘤坏死因子（TNF）和白介素2（IL2）是免疫调节中重要的细胞因子，对于机体炎性反应和免疫调节起到至关重要的作用。

表2-6　三类疾病韦恩图数据表

Diseases	Total	Gene symbol	Gene name
ARD DS DSD	4	CFTR	*cystic fibrosis transmembrane conductance regulator*
		SLC5A2	*solute carrier family 5 member 2*
		IL2	*interleukin 2*
		TNF	*tumor necrosis factor*
ARD DSD	4	AVPR2	*arginine vasopressin receptor 2*
		ESR1	*estrogen receptor 1*
		PTGS2	*prostaglandin-endoperoxide synthase 2*
		OPRM1	*opioid receptor mu 1*
DS DSD	5	PLG	*plasminogen*
		MAOA	*monoamine oxidase A*
		MPO	*myeloperoxidase*
		MMP9	*matrix metallopeptidase 9*
		ALDH2	*aldehyde dehydrogenase 2 family（mitochondrial）*
ARD DS	5	APP	*amyloid beta precursor protein*
		EGFR	*epidermal growth factor receptor*
		MET	*MET proto-oncogene，receptor tyrosine kinase*
		BCHE	*butyrylcholinesterase*
		MCL1	*BCL2 family apoptosis regulator*

续上表

Diseases	Total	Gene symbol	Gene name
DSD	15	INSR	*insulin receptor*
		OPRD1	*opioid receptor delta* 1
		KIT	*KIT proto-oncogene receptor tyrosine kinase*
		XDH	*xanthine dehydrogenase*
		ABCC1	*ATP binding cassette subfamily C member* 1
		PTGS1	*prostaglandin-endoperoxide synthase* 1
		CD38	*CD38 molecule*
		MYLK	*myosin light chain kinase*
		ABCB1	*ATP binding cassette subfamily B member* 1
		CYP1A1	*cytochrome P450 family 1 subfamily A member* 1
		F2	*coagulation factor II, thrombin*
		ALK	*anaplastic lymphoma receptor tyrosine kinase*
		ABCG2	*ATP binding cassette subfamily G member* 2（*Junior blood group*）
		PARP1	*poly（ADP-ribose）polymerase* 1
		RET	*ret proto-oncogene*
ARD	5	AKT1	*AKT serine/threonine kinase* 1
		PIK3R1	*phosphoinositide-3-kinase regulatory subunit* 1
		NMUR2	*neuromedin U receptor* 2
		KDR	*kinase insert domain receptor*
		ARG1	*arginase* 1
DS	16	CA2	*carbonic anhydrase* 2
		PIK3CG	*phosphatidylinositol-4, 5-bisphosphate 3-kinase catalytic subunit gamma*
		LGALS3	*galectin* 3
		RPS6KA3	*ribosomal protein S6 kinase A3*
		IGF1R	*insulin like growth factor 1 receptor*
		ACHE	*acetylcholinesterase（Cartwright blood group）*
		GSK3B	*glycogen synthase kinase 3 beta*
		NOX4	*NADPH oxidase* 4
		CYP19A1	*cytochrome P450 family 19 subfamily A member* 1

续上表

Diseases	Total	Gene symbol	Gene name
		TERT	*telomerase reverse transcriptase*
		AMY1A	*amylase*,*alpha* 1A（*salivary*）
		MMP1	*matrix metallopeptidase* 1
DS	16	AKR1A1	*aldo-keto reductase family* 1 *member A*1
		TTR	*transthyretin*
		AR	*androgen receptor*
		MAOB	*monoamine oxidase B*

第三节　本　章　小　结

　　本章对健儿消食口服液中指证或确证的成分进行了潜在靶点的预测，找到了潜在靶点共713个。进一步对这些潜在靶点进行了 KEGG 聚类、Go 功能基因预测分析。结果提示健儿消食口服液主要影响内分泌、神经、消化和免疫系统，对多种代谢酶活性有影响进而与多种物质的代谢相关。此外，预测结果也提示跨膜信号转导、钙离子信号通路、神经突触间神经递质的作用或与健儿消食口服液药效的发挥显著相关。然后，我们根据健儿消食口服液的功能主治筛选出消化系统相关疾病、厌食证和虚证三类疾病建立靶点库，分别构建药物－成分－靶点－疾病的网络图，进而筛选出可能解释健儿消食口服液针对这些疾病治疗药效的作用靶点，其中与消化系统疾病密切相关的靶点 28 个，与厌食证相关的靶点 18 个，与虚证相关的靶点 30 个。接着，通过韦恩图的绘制找出健儿消食口服液针对这三类疾病共有的作用靶点。结果提示炎性细胞因子、神经递质受体及酯酶、多种代谢酶与这三类疾病的发生以及健儿消食口服液的药效显著相关，其中，囊性纤维化跨膜传导调节因子（CFTR）、溶质载体家族 5 成员 2（SLC5A2）、肿瘤坏死因子（TNF）和白介素 2（IL2）是这三类疾病的共有靶点，说明跨膜物质运输以及炎性免疫应答的调节可能是健儿消食口服液药效作用的重要途径。

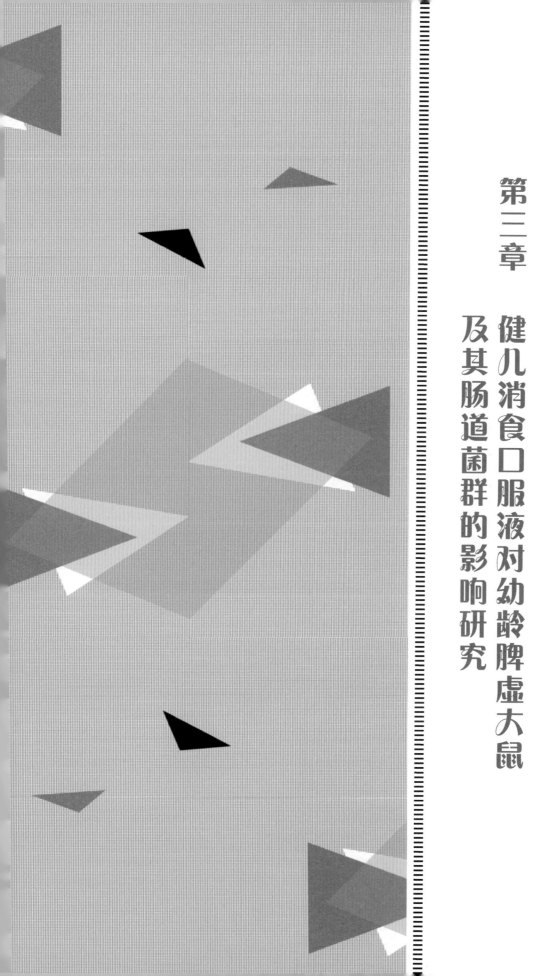

第二章　健儿消食口服液对幼龄脾虚大鼠及其肠道菌群的影响研究

第一节 健儿消食口服液对幼龄脾虚大鼠的影响

【实验材料】

(一)仪器

台式离心机（品牌：Eppendorf，型号：R404A，Serial No.：5428ZG907102）；酶标仪（品牌：Bio Tek；型号：epoch2）；电热恒温水浴锅（型号：HWS－26，上海恒一科技有限公司）；37℃温浴箱（品牌：Yamato；Model No.：IC612C；Serial No.：J1508056）。

(二)试剂

健儿消食口服液（规格：10 mL×10 支/盒，生产批号：6117110103，广东利泰制药股份有限公司）；多潘立酮混悬液（国药准字 H10910084，批号：1508266661，西安杨森制药有限公司生产）；利血平注射液（规格 1 mL，1 mg×10 支/盒，购自广州粤邦民医药有限公司）；D－木糖（规格 100 g，≥99%，CAS：58－86－6，购自阿拉丁）；D－木糖试剂盒（规格：50T/48 样，生产批号：20180309，货号：A035，购自南京建成生物工程研究所）；总蛋白定量测试盒（BCA 法，批号：20180308，货号：A045－3，购自南京建成生物工程研究所）；淀粉酶试剂盒（批号：20180305，货号：C016，购自南京建成生物工程研究所）；β－内啡肽（β－Ep）检测试剂盒（CEA806Ra，96T，Lot：L180306175，购自武汉优尔生）；胆囊收缩素八肽（CCK8）检测试剂盒（CEB044Ra，96T，Lot：L180306178，购自武汉优尔生）；胃动素（MTL）检测试剂盒（CEA575Ra，96T，Lot：L180306171，购自武汉优尔生）；生长抑素（SST）检测试剂盒（CEA592Ra，96T，Lot：L180306172，购自武汉优尔生）；胃泌素（GT）检测试剂盒（CEB224Ra，96T，Lot：L180306179，购自武汉优尔生）。

(三)实验动物

幼龄 SD 大鼠（SPF 级，80～100 g，质量合格证 No.：44007200049322，购自广东省医学实验动物中心）。

（四）特制饲料

特制饲料配方如下：鱼粉：奶粉：玉米粉：黄豆粉：白糖：全蛋粉：肥猪油 = 1：1：2：1：1：0.36：2，质量合格证 No.：44200300017316，委托广东省医学实验动物中心加工。其中，鱼粉购自 CFG INVESTMENT S. A. C.，Plant la Planchada（代理商：上海泽尼贸易有限公司）；奶粉购自恒天然商贸（上海）有限公司；玉米粉产自黑龙江省；黄豆粉为东北远洋豆业提供；白糖生产商为广西博宣有限公司；全蛋粉为绿雪牌全蛋粉；猪油为市售猪油。

【实验部分】

（一）实验动物饲养环境与操作规范

动物饲养于温度 23 ℃ ±2 ℃、湿度 60% ±10% 的 SPF 级实验动物房；12 h 光照/12 h 黑暗，适应期为 7 d。所有动物均自由饮水，实验操作参照 NIH 指导原则进行。

（二）实验方法

选取体重相近、雄性、3 周龄 SD 大鼠 24 只，适应性饲养 7 天后，采用随机数列表法将实验大鼠随机分为 4 组，分别为空白组（Control）、模型组（Model）、阳性对照组（Dom）、试验药物组（健儿消食口服液，JEXS），每组 6 只。除空白组外，其他组每日腹腔注射利血平 0.2 mg/kg，特制饲料饲养；空白组腹腔注射等体积的生理盐水，常规饲料饲养。所有组别自由饮水；造模 14 d。阳性对照组给予多潘立酮混悬液 6 mL · kg^{-1} · d^{-1}，2 次/天；试验药物组给予健儿消食口服液 20 mL · kg^{-1} · d^{-1}，2 次/天；空白对照组及模型组给予等体积饮用水；造模 14 d 后开始用药，持续给药 14 d。观察并记录大鼠的进食量、体重、体温、毛色、粪便状态等基本指标，观察大鼠是否出现便溏、食欲下降、消瘦、呆立、群聚、活动明显减少等情况。对比造模前、药物干预前以及药物干预后进食量和体重变化情况。常规评估指标包括毛色、粪便、精神、眯眼、体重和进食量。前 4 个指标为行为指标，通过行为打分表打分。分值为 0～2，0 代表未出现相应症状，1 代表出现中度症状，2 代表出现明显的严重症状；总分用于反映大鼠的综合状态，分别记录第 0 d、7 d、14 d、21 d、28 d 的状态。另外，每天记录每只大鼠的体重和各组别总进食量。

（三）血液采集

采血前禁食 12 h。给药 14 d 后，先眼眶取血，再每只灌胃 5 mL 10% D – 木糖溶液，1 h 后腹腔注射 10% 水合氯醛（3 mL/100 g 体重），待大鼠麻醉后，腹主动脉采集血样。所有血液样品 4 ℃ 冰箱过夜，4 ℃ 7000 r/min 离心 20 min，分离血清。保存于 –80 ℃，待测。

（四）理化指标检测

血清 D – 木糖含量的测定采用间苯三酚法，D – 木糖在强酸溶液中脱水产生糖糠，产生的糖糠会进一步与间苯三酚反应生成粉红色化合物，根据粉红色的深浅可以计算 D – 木糖的含量。

血清淀粉酶活性测定采用碘 – 淀粉比色法，过量且浓度已知的底物淀粉经淀粉酶水解后，加入碘液；碘液与未水解的淀粉结合成蓝色复合物，根据蓝色的深浅可推算水解的淀粉量，进而计算淀粉酶的活性。

血清总蛋白水平测定采用 BCA 法，在碱性条件下，蛋白将 Cu^{2+} 还原成 Cu^+，Cu^+ 与 BCA 试剂形成紫色的络合物，且紫色的深浅与蛋白浓度成正比，通过测吸光度可计算待测样品的蛋白浓度。

血清胃动素、胃泌素、生长抑素、β – 内啡肽和缩胆囊素 – 8 含量的测定均采用竞争抑制酶联免疫法。依据检测原理，待测样本浓度越高，标记抗原与抗体结合就越受到抑制，显色越浅。显色的深浅与酶量呈正相关，而与样品中待测物质的含量呈负相关。检测一般流程为：①实验前标准品、试剂及样本的准备；②加样（标准品及样本）50 μL 后，立即加入检测溶液 A 50 μL，37 ℃孵育 1 h；③甩干，洗板3 次；④加入检测溶液 B 100 μL，37 ℃孵育 30 min；⑤洗板 5 次，加入 TMB 底物90 μL，37 ℃孵育 10～20 min；⑥加入终止液 50 μL，立即用 450 nm 酶标仪读数；⑦按要求绘制标准曲线，根据回归方程计算各样品中待测物质的浓度。

（五）数据处理

各检测结果以均值 ± 标准差表示，运用 Excel、SPSS（IBM SPSS Statistics 22）数据分析软件对实验结果进行 t 检验和单因素方差分析，$P < 0.05$ 或 $P < 0.01$ 表示有显著性差异；运用 SPSS、R Studio 等统计软件进行关联分析。

【实验结果】

（一）体征评估与体重、进食量变化情况

造模期间，所有诱导的大鼠均表现出包括皮毛紊乱、无光泽、大便呈糊状、眯眼、群聚、乏力、懒动等症状，并伴有食欲减退和消瘦（图 3 – 1 A）。统计结果表明，造模 14 d 后诱导大鼠的体征打分和体重均与对照组比较有显著性差异（$P <$ 0.01），总进食量比对照组减少一半。给药期间，摄食量增加，健儿消食口服液组的体征打分和体重与空白组比较无显著性差异（$P > 0.05$），而模型组与对照组仍有显著性差异（$P < 0.05$），如图 3 – 1（b）、（c）、（d）所示。

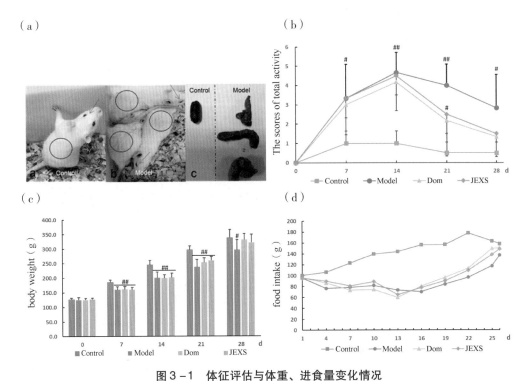

图 3-1 体征评估与体重、进食量变化情况

（a）实验大鼠的体征状态；（b）体征状态打分变化情况；（c）大鼠体重变化；（d）大鼠进食量的变化。
与对照组比较，$^{\#}P<0.05$，$^{\#\#}P<0.01$。

（二）血清理化指标检测

为研究健儿消食口服液对脾虚大鼠小肠吸收、代谢功能，营养水平的影响，我们测定了实验大鼠血清中 D-木糖、AMS 和 TP 的浓度，结果如图 3-2（a）、（b）、（c）所示。模型组大鼠血清中 D-木糖、AMS 和 TP 的浓度较对照组显著降低，而健儿消食口服液组则显著升高。为研究健儿消食口服液对消化系统胃肠激素和神经内分泌系统分泌肽的调节作用，我们测定了血清中 GS、MTL、β-Ep 和 CCK8 的浓度。与对照组相比，模型组 GS、MTL 和 β-Ep 水平下降，CCK8 的浓度显著升高；与模型组比较，健儿消食口服液能提高 GS、MTL、β-Ep 水平，降低 CCK8 浓度，结果如图 3-2（d）、（e）、（f）、（g）所示。

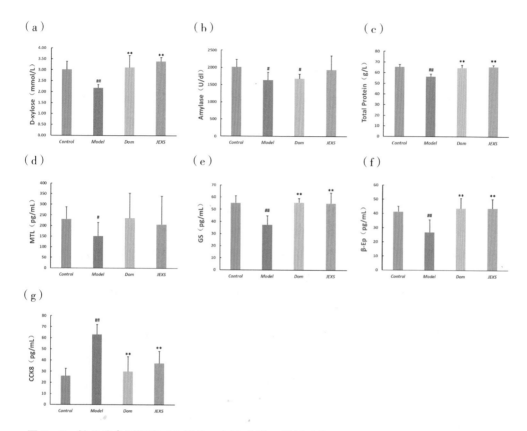

图 3-2　健儿消食口服液对血清 D-木糖（A）、AMS（B）、TP（C）、GS（D）、MTL（E）、
β-Ep（F）、CCK8（G）的影响

与空白组相比，#$P < 0.05$，##$P < 0.01$；与模型组相比，*$P < 0.05$，**$P < 0.01$。

第二节　健儿消食口服液对肠道菌群的影响

【实验材料】

用于肠道菌群检测的生物样本，为本章第一节造模给药后的实验大鼠的结肠段，因此，所需的实验材料与本章第一节造模给药所需要的实验材料相同。

【实验部分】

（一）肠道菌群检测样本采集

从实验大鼠腹主动脉采血后，剪取大鼠结肠段（长 1～2 cm），随肠内容物一起夹入 EP 管中，盖上盖子，立马置于含有液氮的泡沫箱中，速冻。后置 -80 ℃ 保存，待测。

（二）肠道菌群多样性检测

提取细菌总 DNA，并以 260 nm/280 nm 和 260 nm/230 nm 的比值来评估提取结果。用常用引物（正向引物：5′ - ACTCCTAGGGGGCAGCA - 3′；反向引物：5′ - GGACTACHVGGWTCTAAT - 3′）扩增细菌 16 SrRNA 基因的 V3 - V4 区域。PCR 扩增体系包括缓冲液 50 μL、Q5 高保真 DNA 聚合酶 0.2 μL、高 GC 增强子 10 μL、dNTP 1 μL、正反引物各 10 μmol/L 和基因组 DNA 60 ng。热循环条件为：在 95 ℃ 下初始变性 5 min。然后，在 95 ℃ 下进行 15 个循环持续 1 min，50 ℃ 下 1 min 和 72 ℃ 下 1 min。最后，在 72 ℃ 下延伸 7 min。然后通过 VAHTSTM DNA 清洁珠纯化 PCR 产物。然后用 2 × Phusion HF - MM 20 μL，ddH$_2$O 8 μL，正反引物各 10 μmol/L 和第一步所得的 PCR 产物 10 μL 进行第二轮 PCR。热循环条件为：在 98 ℃ 下初始变性 30 s，然后在 98 ℃ 下 10 s，65 ℃ 下 30 s，72 ℃ 下 30 s，最后在 72 ℃ 下延伸 5 min，最后用 Quant - iT™ dsDNA HS Reagent 对产物进行定量和汇总。此检测过程委托北京百迈克云生物技术（Bio Marker）有限公司进行。

（三）数据处理

在 Illumina Hiseq 2500 平台上对细菌 rRNA 基因进行高通量测序分析。应用 BMK Cloud（www. biocloud. net）进行多元统计分析，运用 SPSS（IBM SPSS Statistics 22）软件和 R Studio 软件进行关联分析。P 值小于 0.05、0.01、0.001，具有统计学意义。

【实验结果】

（一）Alpha 多样性分析

用 16 SrDNA 测序分析各组别肠道菌群的结构变化。总共从 24 个样本中获得 1635395 个有效数据量和 436 个 OTU。如表 3 - 1 所示，模型组的 Ace、Chao 和 Shannon/ Simpson 均低于对照组，但健儿消食口服液组这些指标均高于模型组。与模型组相比，Dom 组虽然 Shannon/Simpson 指数增加了，但 Ace 和 Chao 指数未有改善。

表3-1　不同组别 α-多样性分析

Example	OTU	Ace	Chao	Simpson	Shannon	Coverage
Control	320. 83 ± 32. 76	352. 19 ± 11. 58	363. 13 ± 13. 56	0. 05 ± 0. 01	3. 80 ± 0. 15	0. 99922
Model	310. 17 ± 17. 53	336. 67 ± 7. 66	340. 42 ± 8. 41	0. 07 ± 0. 01	3. 69 ± 0. 17	0. 99932
Dom	312. 50 ± 24. 18	332. 25 ± 9. 48	333. 69 ± 11. 21	0. 06 ± 0. 01	3. 82 ± 0. 12	0. 99937
JEXS	320. 00 ± 19. 65	345. 94 ± 7. 33	351. 62 ± 7. 45	0. 06 ± 0. 01	3. 79 ± 0. 12	0. 99930

（二）微生物群落分类学分布分析

Genus 水平的物种分布直方图如图 3 - 3（a）所示在检测出的 20 个占比大于 1% 的模型组相对空白组显著异常的菌属中，12 个菌种可被健儿消食口服液调节。其中健儿消食口服液对 Bacteroides、Prevotellaceae_Ga6A_group、Prevotellaceae_NK3B31_ group、Ruminococcaceae_NK4A214_group、Ruminococcaceae_UCG - 014 的调节作用要优于多潘立酮。空白组 - 模型组 - 给药组三元相图如图 3 - 3（b）所示，从图中可以看出 Bacteroidetes 和 Proteobacteria 与模型有关，健儿消食口服液主要对 Firmicutes、Bacteroidetes、Proteobacteria 和 Actinobacteria 等产生影响。

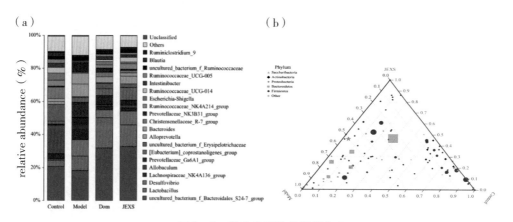

图3-3　微生物群落分类学分布

（a）Genus 水平分类分布直方图；（b）空白组 - 模型组 - 健儿消食口服液组三元相图。

（三）Beta 多样性分析

如图 3 - 4（a）和图 3 - 4（b）所示，UPGMA 树状图和 UPGMA 聚类树表明，四组之间存在显著差异，利用 Gower 算法在 OUT 水平上有效地分离了空白组、模型组和其他两组。通过主坐标（PCoA）分析可知，PC - 1 是导致控制组与模型组差异最大的主坐标分量，其解释程度为 19.60% 。在 PC - 2 维上，Dom 组和健儿消食口服液组与模型组分离良好，解释程度为 10.43% ，如图 3 - 4 （c） 所示。多样本距离分析表明，模型组区别于其他三组，而对照组、Dom 组和健儿消食口服液组具有更大的相似性，聚为一组，如图 3 - 4 （d） 和图 3 - 4 （e） 所示。

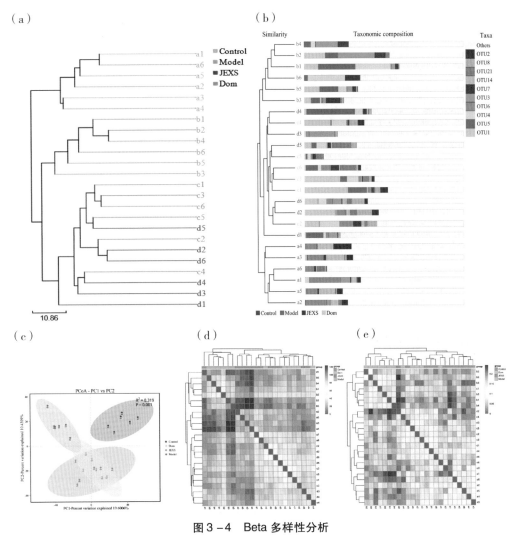

图 3 - 4　Beta 多样性分析

（a） 基于 Gower 算法的 OUT 水平上多样本 UPGMA 树状图；（b） 基于 Gower 算法的 OUT 水平上 UPGMA 聚类树；（c） 多样本主坐标分析；（d） 基于 Gower 算法的 OUT 水平上多样本距离分析；（e） 基于 unweighted_unifrac 算法的 Genus 水平上多样本距离分析。

（四） 组间差异显著性分析

在属的水平上，我们发现模型组中 *Lachnospiraceae_NK4A136_group*、*Ruminiclostridium_6*、*Prevotellaceae_UCG - 001*、*Tyzzerella*、*Prevotellaceae_NK3B31_group*、*Clos-*

*tridiales_vadinBB*60_*group* 和 *Mycoplasma* 的相对丰度增加，而 *Erysipelotrichaceae*、*Christensenellaceae_R－7_group*、*Escherichia－Shigella*、*Candidatus_Saccharimonas*、*Bifidobacterium*、*Blautia*、［*Eubacterium*］_*nodatum_group*、*Marvinbryantia*、*Family_XIII_AD*3011_*group*、*Ruminococcaceae_UCG*－009、*Senegalimassilia* 以及 *Holdemania* 均减少。健儿消食口服液对 7 个异常增加属有显著的抑制作用，对 *Prevotellaceae_NK3B31_group* 的抑制作用强于多潘立酮。同时能增加 12 个异常减少的菌属中的 9 个，其中对 *Candidates_Saccharimonas* 和 *Senegalimassilia* 的效果优于多潘立酮，如图3－5（a）和图3－5（b）所示。通过 Lesfe 分析，我们找到了各组别区别于其他组的特异性菌种，其中：空白组9个、模型组12个、多潘立酮组2个、健儿消食口服液组5个，如图3－5（c）和图3－5（d）所示。提示空白组与模型组间存在较大的组间差异，而在两种药物的作用下能有效地降低这种差异，使模型大鼠更接近正常状态。

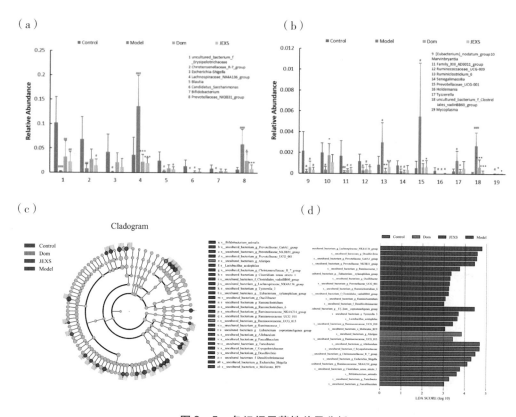

图3－5　各组间显著性差异分析

（a）、（b）不同组的 Meta-stats 分析，与对照组比较，#P<0.05，##P<0.01，###P<0.001；与模型组比较，*P<0.05，**P<0.01，***P<0.001。（c）、（d）不同类群的 Lesfe 分析，其中 LDA 的最大阈值为3.0，分类级别为 Species 水平。

（五）功能基因预测以及细菌分类群信息

　　KEGG 功能基因预测结果如图 3-6（a）和图 3-6（b）所示，模型组与空白组存在多个功能的差异，其中一些差异如跨膜转运、细胞复制与修复、基因表达、氨基酸代谢、细胞运动和信号转导等，在给予健儿消食口服液后恢复至与空白组无差异。MEGAN 分析表明，不同类群在不同的分类水平上存在差异，可以发现 *Odoribacter*、*Flavobacteriaceae*、*Anaerostipes* 和 *Anaeroplasma* 可能与脾虚的发生成正相关，有些菌株如 *Actinobactera*、*Erysipelotrichaceae* 和 *Blautia* 等可能与脾虚呈负相关，与健儿消食口服液的药效作用有关，如图 3-6（c）所示。

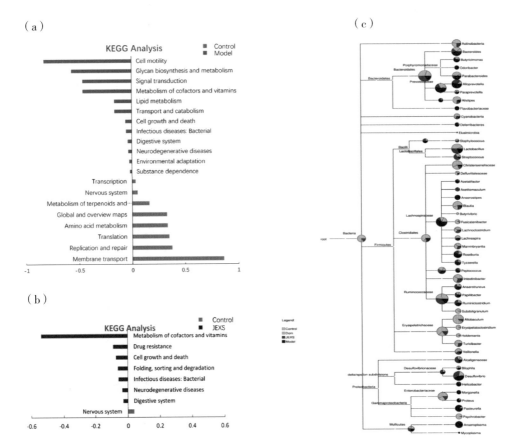

图 3-6　KEEG 分析和 MEGAN 分析

（a）模型组与对照组的功能基因差异；（b）健儿消食口服液与对照组的功能基因差异；（c）细菌分类群信息（域、门、纲、目、科、属、种）的 MEGAN 分析。

（六）肠道菌群差异菌属与理化指标关联分析

将肠道菌群差异菌属（差异性从大到小排序前60种）与理化指标（血清D-木糖、淀粉酶、总蛋白、胃动素、胃泌素、生长抑素、β-内啡肽以及缩胆囊素-8）进行关联分析，结果如图3-7所示。进一步分析发现，与血清D-木糖、淀粉酶、总蛋白、胃动素、胃泌素、β-内啡肽呈正相关的主要是一些有益健康的微生物，如 Blautia（布劳特氏菌属，研究显示其与短链脂肪酸含量成正相关）、Candidatus Saccharimonas（糖单包菌属）、Bifidobacterium（双歧杆菌属）等；而与生长抑素、缩胆囊素-8呈正相关的主要是一些对健康有害的微生物或病原体，如 Anaeroplasma（厌氧支原体）、Clostricliales（梭菌属）、Bacteriodes（拟杆菌属）、Desulfovibrio（脱硫弧菌属）以及 Lachaospiraceae（毛螺菌属）等。

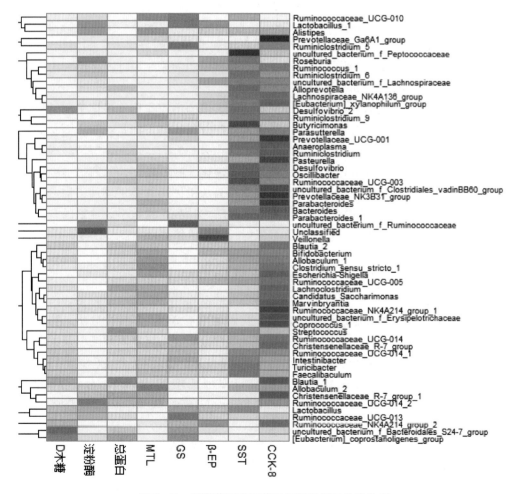

图3-7　肠道菌群差异菌属与理化指标关联分析

第三节　本　章　小　结

一、健儿消食口服液药效评估

除常规指标以及血清 D - 木糖含量、淀粉酶活性、总蛋白水平这些反映脾虚的基本指标外，本研究根据试验药物的药效以及功能主治，还选取了胃动素、胃泌素、生长抑素三个重要的胃肠激素以及 β - 内啡肽和缩胆囊素 -8 这两个与食欲密切相关的神经肽作为检测指标来进行药效评估。胃动素、胃泌素和生长抑素通过神经 - 内分泌 - 肌肉调节系统促进或抑制胃肠蠕动和消化液的分泌来影响消化机能，能很好地表征机体消化功能强弱；而 β - 内啡肽和缩胆囊素 -8 通过神经 - 内分泌影响食欲，分别具有促进和抑制摄食的作用。

实验结果证实健儿消食口服液对于脾虚幼龄大鼠的治疗作用。根据检测结果并结合健儿消食口服液的配方及功能主治分析，其疗效的机制可能是：一方面，通过温补脾胃，使原本功能减退的脾胃逐渐恢复正常；另一方面，也能调节神经内分泌系统，通过胃肠激素来调节胃肠蠕动，恢复胃肠消化、吸收功能，并通过神经肽来影响神经中枢对于食物的反应，进而调节摄食行为。机体摄食稳定增加，加之消化功能以及吸收功能的逐步恢复，机体营养水平也随之达到正常水平。良好的营养状况为机体各项生命活动提供了物质和能量保障，代谢机能也随之逐步恢复。

二、健儿消食口服液对肠道菌群的影响

为了找寻不同组别间肠道菌群的差异，我们运用了 Alpha 多样性分析、物种分类学分布分析、Beta 多样性分析、组间差异显著性分析、功能基因预测以及关联分析等多种分析方法。结果提示拟杆菌门与厚壁菌门的比例以及 *Prevotellaceae* 的增加可能与脾虚的发生密切相关。而健儿消食口服液能增加 *Actinobacteria*、*Bacteria candidate phyla* 和 *Lactobacillus* 的比例，减少 *Prevotellaceae*、*Bacteroidetes* 和 *Tenericutes* 的数量，进而对抗脾虚大鼠肠道菌群的改变。

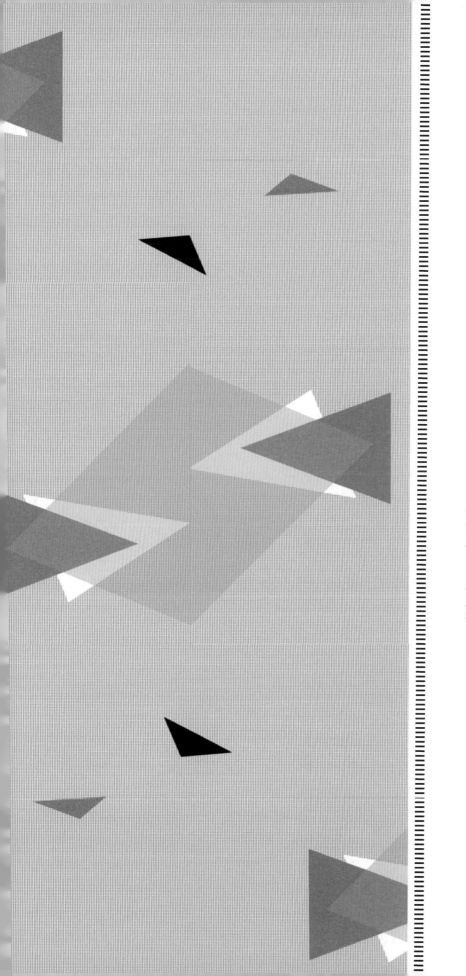

第四章　全书总结

　　健儿消食口服液由黄芪、炒白术、陈皮、麦冬、黄芩、炒山楂、炒莱菔子七味药制成，为幼儿服用型健脾消食类药物。方中黄芪甘温补脾升阳，益气固表，以助后天之源，故为君药；白术补脾益气，固表止汗，为臣药。二药合用，补脾胃，助运化，除湿浊，和胃气。陈皮性温辛香，理气运脾，可促进胃排空率和小肠推进率；莱菔子下气消食，长于消谷面之积；山楂酸甘，功能助脾健胃，尤擅消肉食油腻之积；脾虚食积易于化热，故以苦寒之黄芩、甘寒之麦冬清湿热，益胃阴，解热生津，共为佐药。诸药配伍，达到健脾益胃，理气消食的疗效。健儿消食口服液主治小儿饮食不节损伤脾胃引起纳呆食少，脘胀腹满，手足心热，自汗乏力，大便不调，以至厌食，恶食。化学成分是其发挥药效的物质基础，过去缺少对健儿消食口服液化学成分系统性、综合性的研究。本书对健儿消食口服液进行了全成分分析，共确证和指证了133个成分，并对其中53个成分进行了线性内标法定量，其余成分进行相对定量，为构建成分 - 药效 - 靶点网络提供了化学物质基础。

　　网络药理学是基于系统生物学的理论，对生物系统进行网络分析。网络药理学系统性和整体性的特点与中医药整体观、辨证论治原则一致，目前已被广泛应用于中药研究。中药网络药理学基于药物与药物之间在结构、功效等方面的相似性，并考虑到机体内靶标分子、生物效应分子的多种相互作用关系，通过构建药物 - 药物、药物 - 靶标、药物 - 靶标 - 疾病等网络，预测药物功效以及特定功效所对应的药物成分。健儿消食口服液包含七味中药和众多成分，其功能主治也相对复杂，这为开展健儿消食口服液药效研究以及量效关系研究带来了极大挑战。本书应用网络药理学方法在复杂网络中找到了健儿消食口服液的关键药效靶点和相关通路，为后续作用机制研究提供了依据。

　　中医认为脾虚即运化失常，常常会表现出消化系统功能障碍进而出现厌食等症状。此外，中医没有肠道菌群这一概念，但是中医之"脾"却与肠道菌群存在密切相关性。肠道菌群被认为是中医"脾"生理功能发挥的生物学基础之一，脾的生理功能主要包括营养物质消化吸收、能量代谢以及免疫等功能的发挥和维持，而国内外的研究显示肠道菌群是消化、吸收的主要场所，同时也被认为是人体的一个重要的"代谢器官"，而且其一方面能够有效地抵御病原体入侵，另一方面也在机体免疫器官的成熟以及免疫系统的活化上发挥着重要作用。肠道菌群失调与脾虚证一样是一种影响广泛、比较复杂的病理情况。目前，有关健儿消食口服液的研究仅限于临床实验，证实了其具有运脾助消化的功效，能较好地改善小儿消化功能障碍、厌食等症状。此外，其中的单味药材如黄芪、白术，某些成分如黄芩苷、麦冬多糖等被证实对肠道菌群具有调节作用。但对于其健脾益胃、促进消化、改善厌食的具体作用机理尚不明确。本书研究了健儿消食口服液对脾虚大鼠食欲调节、消化吸收、胃肠激素、肠道菌群等的干预作用，首次科学地评价了健儿消食口服液在生物体内的药效作用。本书主要研究成果：

一、健儿消食口服液化学物质基础研究

本研究采用高分辨 UFLC-Triple TOF-MS/MS 技术对健儿消食口服液成品进行分析，从中鉴定出 133 个化合物，明确了健儿消食口服液的物质基础。在此基础上，采用线性内标法对其中的 53 个代表性成分进行了定量分析，并对其余成分进行了相对含量测定。

二、健儿消食口服液的网络药理学研究

借助生物信息学工具对在健儿消食口服液中指认或确证的成分进行了潜在靶点的预测，找到了潜在靶点一共 713 个。通过 KEGG 聚类、Go 功能基因预测以及相关疾病预测，发现健儿消食口服液主要影响内分泌、神经、消化和免疫系统，对多种代谢酶活性以及物质跨膜转运和信息转导有影响。此外，分别针对消化系统疾病、厌食相关疾病和虚证构建了健儿消食口服液药材 – 成分 – 靶点 – 疾病网络，得到了健儿消食口服液针对这些疾病的潜在作用靶点；通过韦恩图的绘制找到这三类疾病的共有靶点 4 个（CFTR、SLC5A2、TNF 和 IL2），预测结果提示 CFTR 和 SLC5A2 参与的物质跨膜转运，以及 TNF 和 IL2 参与的炎性免疫应答与健儿消食口服液的药效作用途径密切相关。

基于网络药理学的结果，后续有必要对关键通路（钙离子信号通路、神经递质 – 受体 – 酯酶调节通路等）和靶点（如 CFTR、SLC5A2、TNF 和 IL2 等）进行验证以及量效关系研究。

三、健儿消食口服液对幼龄脾虚大鼠及其肠道菌群的影响研究

本书建立大鼠脾虚模型，研究了健儿消食口服液对脾虚大鼠基本体征、精神食欲、消化吸收、胃肠激素、肠道菌群等的干预作用。结果表明，健儿消食口服液可改善脾虚大鼠基本体征和精神状态，调节食欲相关神经肽进而增加进食，干预胃肠激素进而改善消化，促进吸收进而提升机体营养水平、增加体重，并能调节肠道菌群结构。肠道菌群的检测结果提示脾虚的发生以及药效作用的发挥都伴随着肠道菌群结构的改变，我们从中找到了密切相关的菌属。

总之，本书的研究结果反映健儿消食口服液多成分、多途径的作用特点；反过来也印证了脾虚是消化、吸收、代谢、能量转化、内分泌、神经、免疫等系统功能降低的综合表现。本书为健儿消食口服液的临床推广应用提供了实验依据。

参 考 文 献

[1] SEO O N, KIM G S, Kim Y H, et al. Determination of polyphenol components of Korean *Scutellaria* baicalensis Georgi using liquid chromatography-tandem mass spectrometry: contribution to overall antioxidant activity [J]. Journal of functional foods, 2013, 5 (4): 1741 – 1750.

[2] SHAKHNOZA S A. 5, 2′, 6′-trihydroxy-7, 8-dimethoxyflavone (Viscidulin II) natural compounds [M]. New York: Springer, 2013: 120 – 121.

[3] SHAKHNOZA S A. Scutevulin (5, 7, 2′-trihydroxy-8-methoxyflavone) natural compounds [M]. New York: Springer, 2013: 106 – 107.

[4] ZHANG Y Y, GUO Y Z, MASAYUKI O, et al. Four flavonoids from *Scutellaria* baicalensis [J]. Phytochemistry, 1994, 35 (2): 511 – 514.

[5] MUHAMMED M, ALPANA P, KALYANAM N, et al. Comparative chemical fingerprinting of *Oroxylum* indicum and *Scutellaria* baicalensis using liquid chromatography and mass spectrometry [J]. Journal of liquid chromatography & related technologies, 2017, 40 (14): 1 – 13.

[6] ZHENG G D, ZHOU P, YANG H, et al. Rapid resolution liquid chromatography-electrospray ionisation tandem mass spectrometry method for identification of chemical constituents in citri reticulatae pericarpium [J]. Food chemistry, 2013, 136 (2): 604 – 611.

[7] 单晶, 王晓中, 马彦冬, 等. 九里香叶黄酮类成分的研究 (I) [J]. 中国药学杂志, 2010, 45 (24): 1910 – 1912.

[8] GAO H, WANG S, WANG H, et al. Simultaneous quantification of major bioactive constituents from Zhuyeqing liquor by HPLC-PDA [J]. Journal of analytical ence & technology, 2014, 5 (1): 34.

[9] SHAKHNOZA S A. 5, 7-dihydroxy-8, 2′-dimethoxyflavone natural compounds [M]. New York: Springer, 2013: 118

[10] SHAKHNOZA S A. Skullcapflavone I (5, 2′-dihydroxy-7, 8-dimethoxyflavone) natural compounds [M]. New York: Springer, 2013: 116 – 117.

[11] SHAKHNOZA S A. Tenaxin I (5, 2′-dihydroxy-6, 7, 8-trimethoxyflavone) natural compounds [M]. New York: Springer, 2013: 127.

[12] DUAN L, GUO L, LIU K, et al. Characterization and classification of seven Citrus herbs by liquid chromatography-quadrupole time-of-flight mass spectrometry and genetic algorithm optimized support vector machines [J]. Journal of chromatography A, 2014, 1339: 118 −127.

[13] TATUM J H, BERRY R E. Six new flavonoids from *Citrus* [J]. Phytochemistry, 1972, 11 (7): 2283 −2288.

[14] SCORDINO M, SABATINO L, TRAULO P, et al. HPLC-PDA/ESI-MS/MS detection of polymethoxylated flavones in highly degraded citrus juice: a quality control case study [J]. European food research and technology, 2011, 232 (2): 275 − 280.

[15] FU Q, TONG C, GUO Y, et al. Flavonoid aglycone-oriented data-mining in high-performance liquid chromatography-quadrupole time-of-flight tandem mass spectrometry: efficient and targeted profiling of flavonoids in *Scutellaria* barbata [J]. Analytical and bioanalytical chemistry, 2020, 412 (2): 321 −333.

[16] MIYAICHI Y, TOMIMORI T. Studies on the constituents of *Scutellaria* Species XVII: phenol glycosides of the root of scutellaria baicalensis GEORGI (2) [J]. Natural medicines, 1995, 49 (3): 350 −353.

[17] SHAKHNOZA S A. 5, 2′, 6′-trihydroxy-6, 7, 8-trimethoxy flavone 2′-*O*-glucopyranoside natural compounds [M]. New York: Springer, 2013: 184 −185.

[18] SHAKHNOZA S A. Wogonin 7-*O*-β-D-glucopyranoside natural compounds [M]. New York: Springer, 2013: 175.

[19] TONG R, PENG M, TONG C, et al. Online extraction-high performance liquid chromatography-diode array detector-quadrupole time-of-flight tandem mass spectrometry for rapid flavonoid profiling of fructus aurantii immaturus. [J]. Journal of chromatography B analytical technologies in the biomedical & life ences, 2018, 1077 −1078: 1 −6.

[20] 刘婷, 孔铭, 刘丽芳, 等. 黄芩药材商品规格与内在质量相关性研究 [J]. 中医药学报, 2018, 46 (4): 41 −47.

[21] HAN J, YE M, XU M, et al. Characterization of flavonoids in the traditional Chinese herbal medicine-Huangqin by liquid chromatography coupled with electrospray ionization mass spectrometry [J]. J Chromatogr B Analyt Technol Biomed life, 2007, 848 (2): 355 −362.

[22] SHAKHNOZA S A. Tenaxin II 7-*O*-glucuronide natural compounds [M]. New York: Springer, 2013: 173 −174.

[23] TOMIMORI T, MIYAICHI Y, IMOTO Y, et al. Prophylaxis against vascular stroke is paying off [J]. Inpharma, 1981, 270 (1): 4 −5.

［24］王丹，张秋燕，徐风，等. 中药黄芩 HPLC 指纹图谱的化学轮廓及其影响因素的研究［J］. 中国医药导报，2013（5）：96－102.

［25］SHAKHNOZA S A. 5，7-dihydroxyflavone-8-O-β-D-glucuronide（Norwogonin 8-O-glucuronide）natural compounds［M］. New York：Springer，2013：151－152.

［26］ALLEN F，GREINER R，WISHART D. Competitive fragmentation modeling of ESI-MS/MS spectra for putative metabolite identification［J］. Metabolomics，2015，11（1）：98－110.

［27］SHAKHNOZA S A. 8，8″-Bibaicalein（5，5″，6，6″，7，7″-hexahydroxy-8，8″-biflavone）natural compounds［M］. New York：Springer，2013：409.

［28］BEATRIZ A G，SERGIO G L，MARÍA BELÉN S I，et al. Polyphenolic contents in *Citrus* fruit juices：authenticity assessment［J］. European food research and technology，2014，238（5）：816－823.

［29］张丽，钱大玮，卜凡淑，等. 基于 UPLC-MS 的黄芪药材质量评价研究［J］. 药物分析杂志，2020，40（4）：722－732.

［30］SUN J，JIANG Z Z，YAN R Q，et al. Quality evaluation of astragali radix products by quantitative analysis of multi-components by single marker［J］. Chinese herbal medicines，2013，5（4）：272－279.

［31］CHAHDOURA H，BARREIRA J C M，BARROS L，et al. Phytochemical characterization and antioxidant activity of the cladodes of opuntia macrorhiza（Engelm.）and opuntia microdasys（Lehm.）［J］. Food & function，2014，5（9）：2129－2136.

［32］朱立俏，盛华刚，郑德，等. HPLC-TOF/MS 对莱菔子中化学成分的快速鉴定［J］. 辽宁中医杂志，2018，45（2）：358－360.

［33］ZHAI Y，LI P，WANG M，et al. Determination of astragaloside III in rat plasma by liquid chromatography-tandem mass spectrometry and its application to a rat pharmacokinetic study［J］. Biomed Chromatogr，2016，30（2）：105－110.

［34］WANG D，SONG Y，LI S L，et al. Simultaneous analysis of seven astragalosides in radix astragali and related preparations by liquid chromatography coupled with electrospray ionization time-of-flight mass spectrometry［J］. J Sep Sci，2006，29（13）：2012－2022.

［35］BOUCHEREAU A，HAMELIN J，IRÉNE L，et al. Distribution of sinapine and related compounds in seeds of *Brassica* and *Allied Genera*［J］. Phytochemistry，1991，30（6）：1873－1881.

［36］SUN X，CUI X B，WEN H M，et al. Influence of sulfur fumigation on the chemical profiles of atractylodes macrocephala koidz. evaluated by UFLC-QTOF-MS combined with multivariate statistical analysis［J］. J Pharm Biomed Anal，2017，141：

19 - 31.

[37] 徐维盛, 李东, 刘静, 等. 山楂酒化学成分的研究 [J]. 食品科技, 2013 (12): 122 - 125.

[38] ZENG Y, LI S, WANG X, et al. Validated LC-MS/MS method for the determination of scopoletin in rat plasma and its application to pharmacokinetic studies [J]. Molecules, 2015, 20 (10): 18988 - 19001.

[39] 赵希娟, 刘青桥, 邢天天. 柑橘种子类柠檬苦素的分析及质谱裂解途径——基于 UPLC-Q-TOF-MS 的新方法 [J]. 西南大学学报 (自然科学版), 2018, 40 (11): 26 - 35.

[40] TRUNG H D, THANG T D, BAN P H, et al. Terpene constituents of the leaves of five Vietnamese species of Clausena (Rutaceae) [J]. Nat Prod Res. 2014, 28 (9): 622 - 630.

[41] LIU S, ZHANG J, ZHOU L, et al. Quantification of limonin in human urine using solid-phase extraction by LC-MS/MS [J]. J Chromatogr B Analyt Technol Biomed Life Sci, 2012, 907: 163 - 167.

[42] DAI H F, MEI W L, OPHIOPOJAPONIN D. a new phenylpropanoid glycoside from ophiopogon japonicus Ker-Gawl [J]. Archives of pharmacal research, 2005, 28 (11): 1236 - 1238.

[43] KIM K H, MOON E, KIM S Y, et al. 4-methylthio-butanyl derivatives from the seeds of raphanus sativus and their biological evaluation on anti-inflammatory and antitumor activities [J]. Journal of ethnopharmacology, 2014, 151 (1): 503 - 508.

[44] GUO F, ZHANG W, SU J, et al. Prediction of drug positioning for Quan-Du-Zhong capsules against hypertensive nephropathy based on the robustness of disease network [J]. Front pharmacol, 2019, 10: 49.

[45] DAINA A, MICHIELIN O, ZOETE V. SwissADME: a free web tool to evaluate pharmacokinetics, drug-likeness and medicinal chemistry friendliness of small molecules [J]. Sci. Rep. , 2017, 7: 42717.

[46] XIE C, MAO X, HUANG J, et al. KOBAS 2.0: a web server for annotation and identification of enriched pathways and diseases [J]. Nucleic Acids Res, 2011, 39: W316 - W322.

[47] HUANG D W, SHERMAN B T, LEMPICKI R A. Systematic and integrative analysis of large gene lists using DAVID bioinformatics resources [J]. Nature Protoc, 2009, 4 (1): 44 - 57.

[48] PIÑERO J, RAMÍREZ ANGUITA J M, SAÜCH PITARCH J, et al. The DisGeNET knowledge platform for disease genomics: 2019 update [J]. Nucleic Acids Res, 2020, 48: 845 - 855.